Jitensha de Yaseru Wake
Copyright © 2008 Hitoshi Matsumoto
Chinese translation rights in simplified characters arranged with
SOFTBANK Creative Corp., Tokyo
through Japan UNI Agency, Inc., Tokyo

自転車でやせるワケ
松本　整　ソフトバンククリエイティブ株式会社　2008

著者简介

松本 整

　　出生于日本京都市。1980年以职业自行车手的身份正式出道比赛，2004年于高松宫纪念杯创下最年长（45岁）的G1组冠军后退役。目前以其独创的理论（力量转换训练，Power Change Training）担任优秀运动员与老年人运动指导工作。现任CLUB KONG株式会社董事长、NPO法人日本运动能力研究所理事长、日本自行车竞赛学校特别讲师、顺天堂大学合作研究员、日本体育学会及日本体力医学会会员。个人网站为http://www.tetsujin.tv/。

Kunimedia株式会社

　　内文设计、艺术指导。

有岛政彦

　　封面及内文插图绘制。

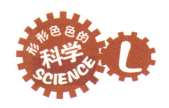

让脂肪燃烧起来：
自行车瘦身的秘密

〔日〕松本 整/著

乌日娜/译

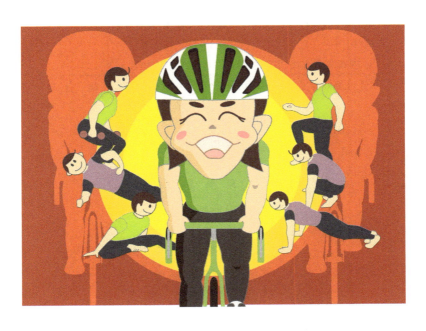

科学出版社

北京

图字：01-2013-1070号

内 容 简 介

"形形色色的科学"之全新系列"生活科学馆"闪亮登场了！

骑车飞驰而过的自行车选手们为什么身材都如此苗条、匀称？自行车是如何帮他们高效燃烧脂肪的？只要煅炼方法得当，这种健美苗条的身材用普通自行车同样可以获得！本书将从人体生理结构、有氧运动与热身运动、用自行车进行肌肉锻炼、公路竞赛的装备选择、自行车保养等方面详细解说正确的瘦身理论。用自行车燃烧脂肪，其实很简单！

本书适合热爱科学、热爱生活的大众读者阅读。

图书在版编目（CIP）数据

让脂肪燃烧起来：自行车瘦身的秘密/（日）松本 整著；乌日娜译. —北京：科学出版社，2013.4（2020.4重印）
（"形形色色的科学"趣味科普丛书）
ISBN 978-7-03-036828-7

Ⅰ.让… Ⅱ.①松… ②乌… Ⅲ.减肥-方法-普及读物 Ⅳ.R161-49

中国版本图书馆CIP数据核字（2013）第039630号

责任编辑：唐 璐 赵丽艳 / 责任制作：刘素霞 魏 谨
责任印制：张 伟 / 封面制作：铭轩堂
北京东方科龙图文有限公司 制作

http://www.okbook.com.cn

科学出版社 出版
北京东黄城根北街16号
邮政编码：100717
http://www.sciencep.com

北京虎彩文化传播有限公司 印刷
科学出版社发行 各地新华书店经销

*

2013年4月第 一 版　开本：A5（890×1240）
2020年4月第三次印刷　印张：6 3/4
字数：115 000

定 价：45.00元
（如有印装质量问题，我社负责调换）

丛 书 序

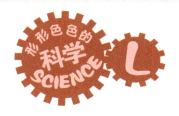

感悟科学，畅享生活

如果你一直在关注着"形形色色的科学"趣味科普丛书，那么想必你对《学数学，就这么简单！》、《1、2、3！三步搞定物理力学》、《看得见的相对论》等理科系列的图书和透镜、金属、薄膜、流体力学、电子电路、算法等工科系列的图书一定不陌生！

"形形色色的科学"趣味科普丛书自上市以来，因其生动的形式、丰富的色彩、科学有趣的内容受到了许许多多读者的关注和喜爱。现在"形形色色的科学"大家庭除了"理科"和"工科"的18名成员以外，又将加入许多新成员，它们都来自于一个新奇有趣的地方——"生活科学馆"。

"生活科学馆"中的新成员，像其他成员一样色彩丰富、形象生动，更重要的是，它们都来自于我们的日常生活，有些更是我们生活中不可缺少的一部分。从无处不在的螺丝钉、塑料、纤维，到茶余饭后谈起的瘦身、记忆力，再到给我们带来困扰的疼痛和癌症……"形形色色的科学"趣味科普丛书把我们身边关于生活的一切科学知识，活灵活现、生动有趣地展示给你，让你在畅快阅读中收获这些鲜活的科学知识！

科学让生活丰富多彩，生活让科学无处不在。让我们一起走进这座美妙的"生活科学馆"，感悟科学、畅享生活吧！

前 言

在我经营的运动俱乐部中,一般情况下入会时都要填写调查问卷,目的在于了解入会人员的运动经历以及日常的身体活动状况,其中针对"为什么想在本俱乐部运动?"的问题,大多数人都会回答"为了减肥"。

不仅如此,在杂志等媒体的报道中,与瘦身减肥有关的特辑也经常会引起抢购热潮。也就是说,有相当多的人对于瘦身减肥的话题非常关心。

由于工作的关系,不管走到哪里,都会有人向我咨询关于减肥瘦身的问题。不过,这些人的瘦身方法和理论有些极端,而且大多数的减肥方法都令人百思不得其解,这也是不争的事实。

几乎所有极端的减肥方法都一样,这些方法虽然可以暂时减轻体重,但是采取这些减肥方法之后反而会比以前更容易胖,或者可能会损害健康,而且大多数方法都无法长期坚持下去。

换个角度来看,我认为之所以会有这种情况发生,是因为街头巷尾都在宣传某某减肥方法效果惊人,所以才会有那么多人被这些广告所迷惑。这也是一般人缺乏足够的生理学基础知识造成的。

虽然社会上流传着许许多多的减肥方法，但是如果这些方法没有科学性，也没有理论上的支持，那么再怎么努力也不会达到理想的效果，反而会损害健康，或者产生反弹现象，可以说是赔了夫人又折兵。

因此，我在本书中竭尽所能地以具体且浅显易懂的方式，为大家介绍什么才是健康瘦身，为了达到这一目的，又该怎样做，以及为什么会有这样的效果等问题。

健康瘦身，是在减少脂肪的同时，打造出不易发胖的体质，最合理的方法就是从运动与饮食两方面双管齐下。

本书最大的宗旨就是：让即使是平时不常运动的人，也能安全且轻松地开始运动——也就是"谁都可以做到"、"马上就能做到"的概念；除此之外，也会介绍一些可以达到减肥目的的运动以及基础的运动生理学原理。

不仅如此，本书还以普通自行车作为具体的运动方式，介绍了循环训练课程，让你在家也能轻松进行辅助运动。除此之外，对有肩膀酸痛与腰痛困扰的朋友，本书推荐了一些伸展运动，并附有详细的解说，希望通过这些运动能够让大家消除工作疲劳和运动疲劳。

本书的内容不仅限于自行车运动，还广泛说明了有助于减肥的信息与方法，并且以浅显易懂的方式解释了与运动有关的科学基础知识。相信各位在阅读本书时，一定能够很容易地理解过去觉得晦涩难懂的科学专业术语。

不仅从促进健康的观点来看，而且从降低二氧化碳排放的环保观点来看，被人们当成代步工具的自行车也是今后备受瞩目的交通工具。

对于过去还不知道如何骑自行车或调整骑乘位置、而现在想要好好地享受骑自行车乐趣的朋友，还有喜欢骑自行车、想要骑得又快又远却一直不得要领的朋友，本书有信心帮助您迈出崭新的一步，让您越来越进步。

衷心地希望读者在阅读本书后，能够将科学知识融入日常生活中，从而能够过上更加健康的生活。

本书能够顺利出版，我要感谢顺天堂大学特聘教授青木纯一郎先生以及许许多多帮助过我的人。

最后，本书以实用性为主，因此对内容的表现以浅显易懂为优先准则，敬请各位读者理解。

松本 整

目 录 CONTENTS

第1章　从人体构造分析瘦身的原因

胖与瘦，究竟是怎么回事儿？ ……………… 2
思考人体的构造 ……………………………… 4
减肥理论：肌肉为什么那么重要呢？ ……… 6
连骨骼也会瘦下来 …………………………… 8
要变瘦，只能不吃或运动吗？ ……………… 12
试想一下反弹问题 …………………………… 14
不是只要努力就好 …………………………… 20
运动的能量代谢机制 ………………………… 24
column 减轻体重的流汗法 ………………… 26

第2章　用女士自行车开始有氧运动

哪些运动是有氧运动？ ……………………… 28
各种运动的风险与优点　什么是安全的运动？ …… 42
一起来骑女士自行车！（准备篇） ………… 46
一起来骑女士自行车！（实践篇） ………… 50
column 这项运动消耗了多少热量？ ……… 54

第3章　用女士自行车进行有效的热身

女士自行车是绝佳的训练机器！ …………… 56
热身对运动有帮助吗？ ~1~ ………………… 58
热身对运动有帮助吗？ ~2~ ………………… 60
热身运动实践篇　~1~ ……………………… 62
热身运动实践篇　~2~ ……………………… 64
消除疲劳的缓和运动 ………………………… 66
伸展运动理论篇　~1~ ……………………… 68
伸展运动理论篇　~2~ ……………………… 70
伸展运动实践篇　~1~ ……………………… 72
伸展运动实践篇　~2~ ……………………… 74
伸展运动实践篇　~3~ ……………………… 76

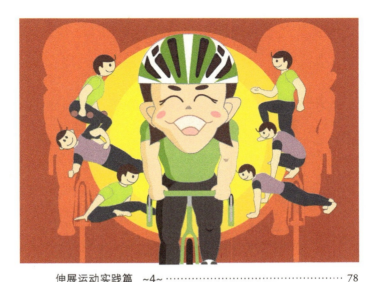

伸展运动实践篇 ~4~	78
伸展运动实践篇 ~5~	80
一周应该运动几次？	82
column 热身运动的效果	84

第4章　利用自行车锻炼肌肉的方法

女士自行车的极限	86
自行车的种类与特点	88
自行车的选择方法	92
骑自行车时会用到的肌肉 ~1~	94
骑自行车时会用到的肌肉 ~2~	96
骑自行车时会用到的肌肉 ~3~	98
肌肉的锻炼法 ~1~	100
肌肉的锻炼法 ~2~	102
肌肉的锻炼法 ~3~	104
肌肉的锻炼法 ~4~	106
什么是配合目的的训练法	108
column 肌肉会变成脂肪?!	114

CONTENTS

第5章　目标体脂率20%（男性15%）的循环训练
　　目标就是让脂肪变少！ …………………………… 116
　　为了自己的将来！ ………………………………… 118
　　目标体脂率20%（男性15%） …………………… 120
　　循环训练法　~1~ ………………………………… 122
　　循环训练法　~2~ ………………………………… 124
　　循环训练法　~3~ ………………………………… 126
　　循环训练法　~4~ ………………………………… 128
　　循环训练法　~5~ ………………………………… 130
　　循环训练法　~6~ ………………………………… 132
　　循环训练法　~7~ ………………………………… 134
　　循环训练法　~8~ ………………………………… 136
　　循环训练法　~9~ ………………………………… 138
　　循环训练法　~10~ ……………………………… 140
　　循环训练法　~11~ ……………………………… 142
　　column 肌力强化 ………………………………… 144

第6章　公路自行车的选择方法与组装方法
　　购买自行车时的注意事项 ………………………… 146
　　公路自行车的选择方法　~1~ …………………… 148
　　公路自行车的选择方法　~2~ …………………… 150
　　公路自行车的选择方法　~3~ …………………… 152
　　公路自行车的组装方法（鞋子篇）　~1~ ……… 154
　　公路自行车的组装方法（鞋子篇）　~2~ ……… 156
　　公路自行车的组装方法（鞋子篇）　~3~ ……… 158
　　公路自行车的组装方法（坐垫篇）　~1~ ……… 160
　　公路自行车的组装方法（坐垫篇）　~2~ ……… 162
　　公路自行车的组装方法（车把篇）　~1~ ……… 164
　　公路自行车的组装方法（车把篇）　~2~ ……… 166

确认各部位的调整状况 ················ 168
　　准备好专用配备 ···················· 170
　　column 踩踏技术 ···················· 172

第7章　享受更快、更远的自行车骑乘乐趣
　　如何享受更快、更远的自行车骑乘乐趣（理论篇）~1~ ···174
　　如何享受更快、更远的自行车骑乘乐趣（理论篇）~2~ ···176
　　如何享受更快、更远的自行车骑乘乐趣（理论篇）~3~ ···178
　　如何享受更快、更远的自行车骑乘乐趣（理论篇）~4~ ···180
　　如何享受更快、更远的自行车骑乘乐趣（实践篇）~1~ ···182
　　如何享受更快、更远的自行车骑乘乐趣（实践篇）~2~ ···184
　　如何享受更快、更远的自行车骑乘乐趣（实践篇）~3~ ···186
　　如何享受更快、更远的自行车骑乘乐趣（实践篇）~4~ ···188
　　利用肌肉的协调运动改变力量　~1~ ················190
　　利用肌肉的协调运动改变力量　~2~ ················192
　　利用肌肉的协调运动改变力量　~3~ ················194

参考文献 ································197

第1章

从人体构造分析瘦身的原因

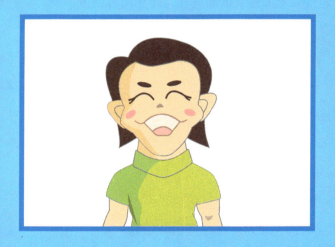

　　想在保持健康的同时达到瘦身目的,绝对不能不了解人体构造方面的基础知识。通过基础知识的学习,你能够正确理解之前一知半解的专业术语的真正含义,并实践正确的减肥方法。

胖与瘦，究竟是怎么回事儿？

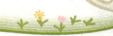

：很多人都和小瞳你一样，想瘦下来，但是大家是否知道所谓的"瘦下来"是怎么回事儿呢？

：不就是减轻体重吗？

：嗯，虽然不能说不对，但如果只是把减轻体重当成瘦下来的目标，那么连最重要的肌肉和骨骼也可能会瘦下来。从健康的观点来看，医学上已经证明这样的减肥方法大有问题。

：我以为只要减轻体重，脂肪就会减少，人就会变得健康了。

：事实上，几乎所有人对于胖瘦这件事，或多或少都有些误解。接下来，我会详细地说明，从外表或健康方面来看，什么样的减肥形式才是正确的。那么，我要问你另一个问题了。你知道体脂率这个名词吗？

：倒是听说过，但详细的意思……

：那么，我就从体脂率开始解释吧。

我们人体是由肌肉、脂肪、骨骼和内脏等组织构成的，而在构成整个人体的组织中，脂肪所占的比例就称为体脂率。

：哦，原来如此，体脂率是这个意思啊！

第1章 从人体构造分析瘦身的原因

成年男性的体脂率与脂肪含量的测定

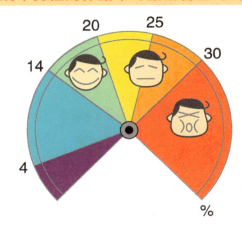

成年女性的体脂率与脂肪含量的测定

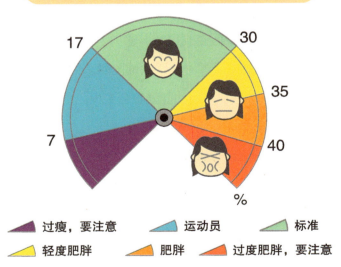

- 过瘦，要注意
- 运动员
- 标准
- 轻度肥胖
- 肥胖
- 过度肥胖，要注意

思考人体的构造

:那么,构成人体的肌肉、脂肪、内脏和骨骼等组织是以何种比例组成人体的呢?只要了解了这件事,就等于了解了人体的构造了。

从健康减肥的观点来看,想要成功减肥,如果不了解人体是如何构成的,只是一味地想要减轻体重的话,不仅会减去脂肪,连肌肉和骨骼也会一起瘦下去。

:如果肌肉和骨骼变瘦了,那可就不妙了!

:以体脂率为例,假设某个人体重为80kg,体脂率为20%,这个人通过努力减肥将体重减到了60kg,如果是整个身体的重量平均减少的话,体脂率还是一样会维持在20%。这表示原来16kg的体内脂肪,在瘦下来之后变成12kg,感觉上整个瘦身状况控制得特别好,但是其中却隐藏着一个很大的陷阱。如右图所示,如果只减轻体重,那么身体所消耗的能量也会变少。

:消耗的能量变少,不好吗?

:对,你说得没错。能量的消耗减少会使人容易发胖,其原因我稍后会再做解释。这种只减轻体重的减肥方式,其实还有很多其他的问题。本书为了解决这样的问题,全面地考虑了应如何运动、如何饮食等相关事宜。

第1章 从人体构造分析瘦身的原因

只减轻体重的想法大有问题!

光瘦下来是不够的!

请考虑身体构造的平衡状态!

由于人体天生就以一定的平衡比例维持肌肉、脂肪、内脏与骨骼的分量,减肥时不要只想着瘦下来,还要考虑身体构造的平衡,这一点相当重要!

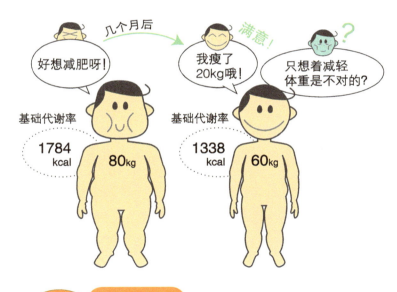

好想减肥呀!

几个月后

我瘦了20kg哦!

满意!

只想着减轻体重是不对的?

基础代谢率 1784 kcal　80kg

基础代谢率 1338 kcal　60kg

注意

如果只是减轻体重的话,身体的基础代谢率也会降低,这种现象本身就隐藏着许多问题!

减肥理论：
肌肉为什么那么重要呢？

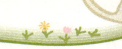

😀：针对上一节所说的整体瘦下来的情况，我再做一些说明吧！假设身体的各个组织平均地减重的话，不仅脂肪的重量减少了，连肌肉与骨骼的重量也会减少。

也就是说，一旦肌肉的重量减少，基础代谢水平也会降低。

😊：老师，什么是基础代谢？

😀：基础代谢就是在什么事情都不做的安静状态下，身体为了维持生存而进行的生理活动所消耗的能量。在人体的所有组织中，消耗能量最多的就是肌肉。

😊：这么说，如果减肥减掉肌肉的话……

😀：减掉肌肉就等于降低了基础代谢水平，也就代表身体消耗的能量变少了。这样一来，人在不改变饮食的情况下，由于基础代谢水平降低，会变得容易发胖。

😊：这可伤脑筋了，我还以为瘦下来就不会变胖了呢！

😀：不过，即便是这样，减轻体重也是一件很难做到的事。而且，如果减肥方式不正确的话，还可能会对身体产生不利的影响。

😊：看来减肥并不是只减轻体重就好了。

日本人饮食摄取标准

年龄/岁	男性			女性(孕妇、哺乳期妇女除外)		
	基础代谢标准值/[kcal/(kg·d)]	标准体重/kg	标准体重的基础代谢率/(kcal/d)	基础代谢标准值/[kcal/(kg·d)]	标准体重/kg	标准体重的基础代谢率/(kcal/d)
12~14	31.0	50.0	1,550	29.6	45.6	1,350
15~17	27.0	58.3	1,570	25.3	50.0	1,270
18~29	24.0	63.5	1,520	23.6	50.0	1,180
30~49	22.3	68.0	1,520	21.7	52.7	1,140
50~69	21.5	64.0	1,380	20.7	53.2	1,100

引自：日本厚生劳动省《日本人饮食标准摄取量》(2005年)

每个年龄、性别的标准基础代谢率(BMR)是由"基础代谢标准值×体重"的算式计算得来的，基础代谢率会受到年龄、性别、体质、睡眠状况、激素水平、营养状况、体能训练和人种等各种条件的影响。

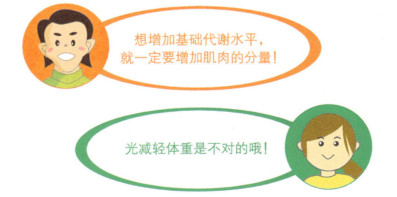

想增加基础代谢水平，就一定要增加肌肉的分量！

光减轻体重是不对的哦！

连骨骼也会瘦下来

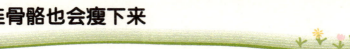

😊：也就是说，想要瘦下来，肌肉是关键。

😊：原来如此，我过去把减肥想得太简单了。

😊：另外，只关注减轻体重与改变外表的减肥方式，其实还存在另一个恐怖的问题。有研究报告显示，采取偏激的饮食方式控制热量的方法，不仅会减掉肌肉，连骨骼也会被减掉。

不仅如此，还有另一个研究报告也显示，由于非年龄增长的原因导致身高大幅降低的人，患心脏病等循环系统、呼吸系统疾病的死亡率可能会升高。由于身高降低与骨骼的密度有很大的关系，因此骨骼强健与否也是相当重要的。虽然减肥与骨骼之间的关系还有很多无法理清之处，但是想要保持健康且活力十足地生活下去，远离危险才是最明智的选择。

😊：感觉好恐怖哦……

😊：正因为如此，大家才会经常说，为预防这类事情的发生，从年轻的时候就开始注重饮食和运动，这是相当重要的。另外，也有许多科学家担心，最近有很多年轻女性不断重复这类偏激的减肥方式，而这些人上了年纪之后，可能会有很严重的情况发生。

因此，减肥时一定要注重身体构造的平衡，这一点极为重要。

😊：所谓的身体构造，就是一开始所说的构成人体结构的各个组织的比例，对吧？

第1章 从人体构造分析瘦身的原因

注重饮食与运动,并且远离危险!

小瞳

年龄:30多岁
职业:公司职员
每天忙碌的日子容易使生活变得不规律,最近由于体形的变化而苦恼。

- 最近腰围好像变粗了……
- 也没大吃大喝呀………
- 试过各种减肥方法也没效果……
- 到底该怎么办呢……

代谢水平降低

骨骼的重量减轻　　健康　　循环系统疾病

反弹

只关注减轻体重与改变外表的减肥方式,会给身体造成极大的负担,非常危险!

为了避免肥胖,从年轻时就要开始注重饮食与运动,这是非常重要的。

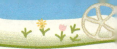

😊:没错,我想,你已经慢慢了解了。

在刚刚提到的构成人体的组织中,消耗能量的器官是大脑、内脏以及肌肉。其中,成年男性的肌肉在身体结构中约占40%(成年女性为30%),而且就单一组织而言,肌肉也是唯一能够通过训练来增加分量的组织。因此,从消耗能量的观点来看,肌肉也是减肥瘦身时极为重要的组织。

😊:原来肌肉这么重要啊,我过去只想着减轻体重就行了。

😊:肌肉不只是在运动的时候,连安静不动的时候也能消耗能量,而脂肪可就完全不会消耗能量了。

因此,体积相同,也就是外表看起来相同的情况下,增加肌肉比例并减少脂肪比例,就能够消耗较多的能量,而这样的身体结构可以说是不容易发胖的体质。

也就是说,与全身都瘦下来的同时减少肌肉与脂肪重量的方式相比,不减少肌肉与骨骼的重量、只减少脂肪比例的方式,才能算是聪明的减肥方式。

另外,脂肪在人体组织中所占的比例,叫做体脂率。

想变成不易发胖的健康体质,降低体脂率是关键。

😊:我已经知道体脂率的重要性了,想减肥就一定要降低体脂率,而且不能减少肌肉的重量。

为了锻炼出这样的体质,应该采取哪种减肥方式比较好呢?

😊:你说到重点了,关于这一点我在下一节进行介绍吧!

第1章 从人体构造分析瘦身的原因

不同的减肥方式竟然有这么大的差别！

〈肌肉与脂肪篇〉

借助运动和控制饮食进行减肥

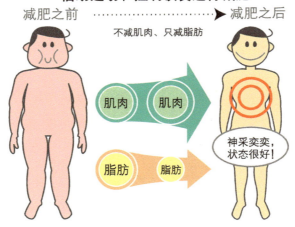

只靠控制饮食进行减肥

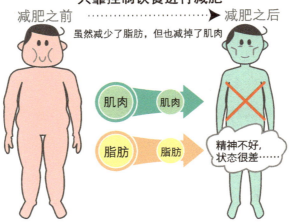

要变瘦，只能不吃或运动吗？

：到底怎样减肥才能打造出体脂率较少的体质呢？为了说明这一点，首先希望大家记住的就是减肥的原则。

减重的首要原则就是要使消耗（使用）的总能量超出摄取（食用）的总能量，如果消耗的总能量比摄取的总能量还要少，人就会发胖。

这就是减肥的基础概念。也正是因为如此，主要的减肥方式才会分成减少食量降低热量摄取以及进行运动增加热量消耗两种方式。

：嗯，减少食量或增加运动啊……

：现在，我以右页**图表**的形式发表研究结果，以具体实例来说明为了瘦下来，采取控制饮食或运动的方式，让能量的收支平衡同样达到负数时，究竟会发生什么样的结果。

从这个图表中可以了解到，只控制饮食的减肥方式、只运动的减肥方式以及控制饮食与运动双管齐下的减肥方式，究竟会让身体结构发生什么样的变化。

看这个结果就能知道，比起只控制饮食的减肥方式，只运动或者控制饮食与运动相结合的减肥方式，能在不减少肌肉及骨骼重量的情况下，达到减轻体重的目的。

：真的呀！采取控制饮食和运动相结合的方式，体重降得最多，肌肉的重量也增加了。

第1章 从人体构造分析瘦身的原因

减肥的大原则取决于摄取能量与消耗能量的比例!

也就是说,只要消耗的能量超出摄取的能量,人就会瘦下来!

摄取的能量小于消耗的能量,人就很容易瘦下来!

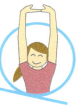

摄取的总能量　　消耗的总能量

控制饮食与运动对减肥的影响

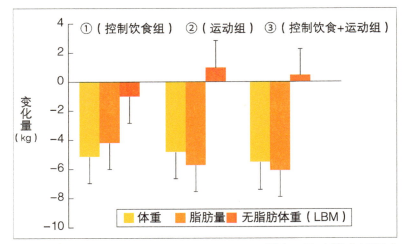

①(控制饮食组)　②(运动组)　③(控制饮食+运动组)

变化量(kg)

体重　脂肪量　无脂肪体重(LBM)

引自:Zuti 等(1976)

13

试想一下反弹问题

👩：那么，只要巧妙结合运动后成功减肥，就不会变胖了吗？

👨：哪有那么好的事情！减肥之后，即使保持相同的能量控制，还是会出现体重直线上升，甚至超过减肥前体重的反弹现象。

👩：说到这一点，我有一位朋友就是这样，好不容易瘦下来了，但现在却比减肥之前还胖。

👨：我想，问题就出在减肥方式以及减肥之后的生活习惯上。减肥时一定要考虑到体脂率这个指标。瘦身后即使摄取相同的能量，也会因为饮食方式和生活习惯而变得容易发胖，最后就会反弹。

👩：看来减肥之后要注意的事情还真不少。

👨：你说得没错。再进一步来看饮食方面。为了避免囤积脂肪，按时吃饭也是很重要的事情。在摄取相同能量的情况下，为了避免发胖，少食多餐是较好的选择。

👩：明明一天摄取的总能量相同，但为什么还会有容易发胖和不容易发胖之别呢？

👨：这是由于能量的囤积量不同所致。就算每天摄取的总能量相同，分两次会比分三次、分一次会比分两次更容易在每次的饮食中吸取较多的能量。

第1章 从人体构造分析瘦身的原因

减肥后的生活习惯

自我检查一下下列经常出现的坏习惯!

不吃早餐

不能拉开两餐之间的时间间隔!一日三餐是最基本的条件哦!

深夜,请勿进食!

晚上11:00

饱腹 饱腹
暴饮 暴食

一次不要吃太多,也很重要哦!

要保持运动,打造不易发胖的体质!

无所事事

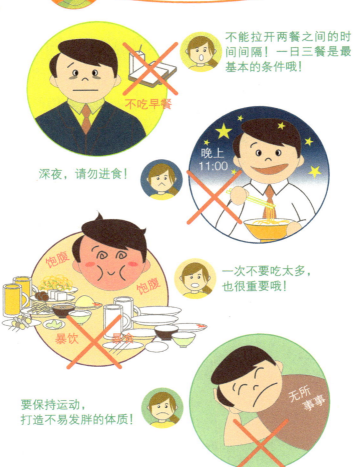

：这样的话，一次就会有过多的营养进入血液中。一般而言，营养素通过肠壁进入血液的过程称为吸收，但是如果血液里涌进了过多的糖分，胰脏就会分泌一种名为胰岛素的激素，以帮助身体吸收糖分。

于是，肝脏与肌肉吸收不完的多余糖分就会转变成脂肪，并囤积在身体中。因此，一次吃很多食物的饮食方法，很容易导致脂肪的囤积，对减肥一点也没有帮助。除此之外，不仔细咀嚼食物且在短时间内吃完一餐的饮食方式，也会增加每次的食量。

：原来是这么一回事啊！

：饮食次数减少就代表空腹的时间拉长了，因此会使人启动防御本能。由于不知道何时才能进食，因此人体会竭尽所能地储存吃进去的食物。除此之外，也有研究报告显示，人类的防御本能还包括身体会变得在平日里就尽量减少能量的消耗。也就是说，如果两餐之间的时间间隔过长，就容易囤积脂肪。

：如果分量相同的话，一日三餐还是比较好，对吧？

：你说得没错。还有另一个重点是，以相同的饮食量来说，晚餐分量要少一点，因为晚餐之后身体的运动量较少，而早餐和午餐则要吃多一点比较好。

通常，饭后人们都不太会活动身体，而且晚餐之后也接近睡觉时间了，所以身体的活动会减少，如果晚餐吃得太多或者吃得太晚的话，身体就无法消耗从晚餐里摄取到的能量。

第 1 章 从人体构造分析瘦身的原因

饭后立刻睡觉会变胖！晚餐的分量要少一点！

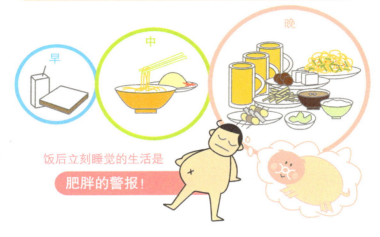

饭后立刻睡觉的生活是

肥胖的警报！

早中晚的饮食要均衡！饭后要活动！

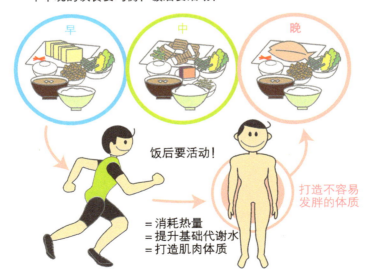

饭后要活动！

= 消耗热量
= 提升基础代谢水
= 打造肌肉体质

打造不容易
发胖的体质

17

于是，多余的能量就很容易以脂肪的形式囤积在身体中。

在准备开展一天的活动之前所摄取的早餐，以及在还要努力冲刺的时段里所吃的午餐，由于增加这两餐的分量会比较容易消耗掉摄取到的能量，因此也就表示脂肪不容易留在身体里。

：所以，根据饮食方式的不同，囤积在身体中的脂肪量也会跟着改变啊！

：按照囤积的地方不同，脂肪可分为能从皮肤上捏到的皮下脂肪以及累积于腹肌与内脏之间的内脏脂肪。

尤其需要指出的是，内脏脂肪是造成生活方式病的原因，因此最好不要累积在体内。

：脂肪真是难应付的东西呀！

如果我的身体完全没有脂肪就好了。

：你的想法有点极端哦！脂肪对身体而言也有很大的作用，身体绝对不能没有脂肪。总而言之，脂肪并非完全都是不好的。举例来说，脂肪最重要的作用就是能保持体温，以及保护内脏等。

如果身体的脂肪量下降到一定程度，对于生殖功能也会产生极大的影响。

总归一句话，在现代生活中囤积脂肪的必要性已经降低了很多，反而是身体很容易囤积过多的脂肪。因此，健康地减去脂肪就成了关键。

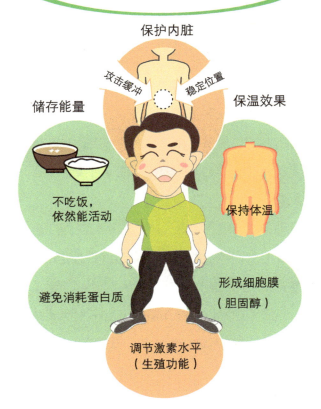

不是只要努力就好

：根据到目前为止的说明，我大概知道正确的饮食方式了，这样一来应该可以成功减肥了吧！

：之前我也说过了，只想靠控制饮食来瘦身、只想避免反弹，都不能说是好方法。为了成功减肥，也为了保持身材，坚持运动不仅不会减少一天24小时都在活动的肌肉，而且也是降低并维持体脂率的关键所在。同时运动还能让骨骼变得强健，可以说是一箭双雕。

：原来如此！运动真的很重要！好，我要努力运动！

：不过，并非只要努力就好，激烈的运动可能会让身体受伤，而要燃烧体内脂肪也需要有适当的运动难度，也就是所谓的运动强度。由于不同强度的运动所消耗的能量种类也不同，因此运动强度相当重要。

纵观运动强度与消耗能量之间的关系，高强度运动完全不能把脂肪转换成能量，中强度运动也不太会将脂肪当成能量的来源，但是低强度运动所消耗的能量却大多来自于燃烧脂肪。

从这一点来考虑我们就能知道，平常不太活动身体的人想要减肥，最适合的方式就是进行长时间的低强度运动。

第1章　从人体构造分析瘦身的原因

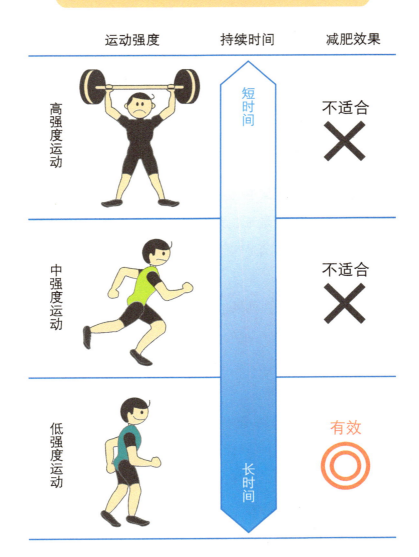

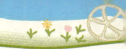

😊：原来不同强度的运动，主要消耗的能量种类也会不同……

🧑：从达到运动目的这一点来说，运动强度是非常重要的。虽然运动时间（运动多长时间才足够）也很重要，但是如果能够确定运动强度的话，自然就能将消耗的能量限定在预期范围之内。除此之外，运动频率（一周做几次运动才足够）也是利用运动达到目的的重要因素。

😊：就像你说的，真的不是只要努力就好啊！

🧑：根据运动目的的不同，运动强度、运动时间、运动频率以及所消耗的能量种类也会不一样。如果完全不考虑这些要素，即使再怎么努力运动，也是无法达成目的的。其实在运动员和教练员中，也有很多人搞不清楚这件事，而且误以为只要一个劲儿地努力就能迈向成功。

平时不活动身体的人如果想靠运动来减肥，低强度运动的确可以有效燃烧脂肪并预防受伤，但如果能融入一定比例的高强度运动，借此刺激肌肉的话，就可以在不减少肌肉的情况下把能量消耗掉，这一点非常重要。

😊：低强度运动到底要多强才会有效呢？

🧑：这个问题问得很好。具体而言，并不是漫无目的地闲晃，而是像竞走般的运动强度。另外，持续进行比日常活动更激烈一点的运动，也能提升运动能力。一般称之为超负荷原则，这在提升训练效果上是务必要建立的观念。

第1章 从人体构造分析瘦身的原因

运动会因条件的不同而改变效果

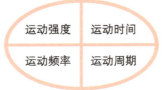

这四项条件的平衡相当重要

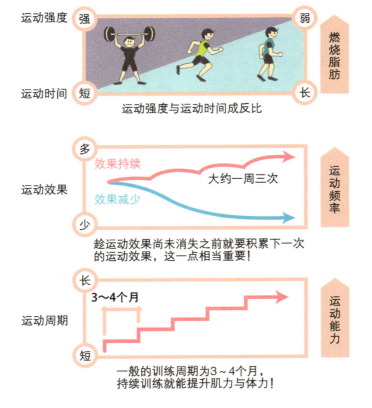

运动强度与运动时间成反比

趁运动效果尚未消失之前就要积累下一次的运动效果,这一点相当重要!

一般的训练周期为3~4个月,持续训练就能提升肌力与体力!

23

运动的能量代谢机制

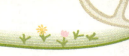

：之前提到的低强度运动，是利用有氧代谢制造能量。所谓的有氧代谢，就是在制造运动所需的能量时，一定要有氧气的意思。

而无氧代谢就是指在不借助氧气的情况下，制造出运动所需的能量，主要存在于高强度运动。

：也就是说，大口喘气的运动是有氧代谢，而不喘气的运动则是无氧代谢的意思喽！

：大家都会这么想，不过，有氧代谢与无氧代谢并不是以有没有呼吸来区别的，而是以通过肌肉运动时制造能量的方式来区分有氧代谢和无氧代谢的。

即使边呼吸边运动，肌肉还是处于不需要氧气就能制造能量的状态，此时的肌肉活动所消耗的就是无氧代谢的能量。

：我还以为是以有没有呼吸来区分的呢……

：不过，除了只持续几秒钟的运动之外，就算是强度很高的运动也无法只靠无氧代谢的能量制造机制来提供能量。举个例子，据说用尽全力做40秒到1分钟左右的运动所消耗的能量中有三分之一是由有氧代谢产生的。

第1章 从人体构造分析瘦身的原因

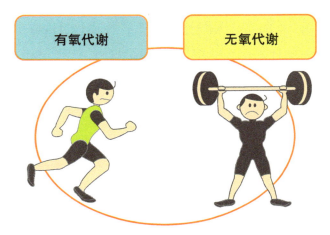

并不是说,边呼吸边运动的就是有氧运动,而停止呼吸的运动就是无氧运动哦!

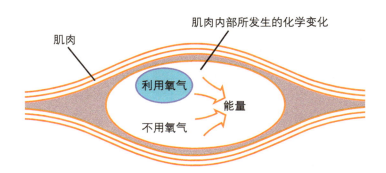

制造能量的机制分为两种:一种是在肌肉中利用氧气制造能量的机制(即有氧代谢);另一种则是不需要氧气就能制造出能量的机制(即无氧代谢)。

column

减轻体重的流汗法

减轻体重的方法除了运动之外，还有一种流汗法。所谓流汗法就是通过泡澡或者桑拿让身体处于容易出汗的环境中，被动地提高新陈代谢速率，以达到减轻体重的目的。

如果在刚离开桑拿房时立刻称体重，体重一定会有所减轻。但是这种状况下所减少的体重只是因为体内的水分变成汗水被排出了体外而已，因此减少的是水分，并不是因为燃烧脂肪才让体重减轻的。不管是哪一种方法，只要是能在短时间内减轻体重的，减掉的几乎都是水分。而且，如果不赶快喝水补充流失掉的水分，可能还有脱水的危险。

如果只看桑拿或者泡澡所消耗掉的能量，则没法指望能有多大的减肥效果，但是若能巧妙结合因流汗所产生的体温升高效果，配合较轻的运动，就能够提升简单运动的瘦身效果。

举例来说，在出门散步或者做一些轻松的运动之前，不妨先淋浴或者稍微泡个澡，让体温稍微升高一点之后再开始运动。如此一来，在开始运动后，就一定能感受到代谢加快的感觉。这时，最重要的就是补充水分。在开始觉得口渴之前，请别忘了要慢慢地补充水分。

不过，刚从高温桑拿房出来或是长时间泡澡泡到头晕时，绝对不能马上运动哦！

第2章

用女士自行车开始有氧运动

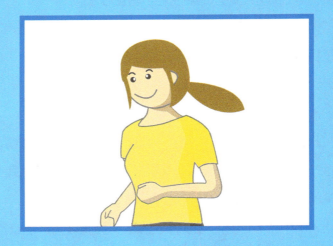

　　有效地燃烧脂肪,每个人有其最适合的运动种类、强度、时间和频率。只要能理解运动与消耗能量之间的关系,就能一目了然。这里要介绍的是利用随处可见的女士自行车进行减肥的方法。

哪些运动是有氧运动？

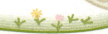

：接下来简单地说明一下，以什么样的强度运动，就可以做到有氧运动（利用有氧代谢所做的运动）。

要了解运动强度，最普遍的方式就是以测心跳的方式来判断。

：健身俱乐部里也有很多可以显示心率的机器，如动感单车和跑步机等，都可以通过耳朵或者手测量心率。

：没错，因为这样一来，利用动感单车或者跑步机做运动的人就可以根据自己的心率来控制运动强度了。

运动时应达到的心率会因运动目的而有所不同。因此，首先一定要确定自己的运动目标是什么才行。

在此，先稍微整理一下，由于运动目的是减少体内脂肪，若想利用运动来消耗相同的热量，利用脂肪作为运动能量来源所占比例较高的运动可以展现出更有效的运动效果。

让人出乎意料的是，在安静状态下，脂肪被当成能量消耗的比例是最高的。也就是说，心率越低，脂肪越会被转换成能量来使用。不过，以消耗的热量而言，安静状态下脂肪燃烧的比例最高，但消耗的总热量却是最少的。

：原来把脂肪转换成能量的比例较高和消耗较多热量是两件不同的事，我之前都误解了！

第2章 用女士自行车开始有氧运动

运动强度随消耗的能量来源的变化

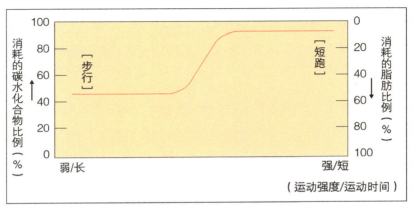

在运动强度较弱、运动时间较长的情况下,脂肪的消耗比例就不会变高。

不同年龄层人群的心率与运动强度的关系

运动强度/%	20~29岁	30~39岁	40~49岁	50~59岁	60岁以上
100	190	185	175	165	155
90	175	170	165	155	145
80	165	160	150	145	135
70	150	145	140	135	125
60	135	135	130	125	120
50	125	120	115	110	110
40	110	110	105	100	100

引自:体育科学中心《体育科学中心式的创造健康运动履历》。

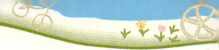

👨：就像我之前所说的，根据被当成能量来源的物质的不同，就能知道高强度运动与中强度运动并不适合作为燃烧脂肪的运动。

也就是说，在低强度运动中，把脂肪当成能量来源使用的比例较高。

如果要把运动强度设定在尽量消耗多一点热量的范围内，在低强度运动中最接近中强度运动的临界点就是能消耗最多能量的运动。但是，如果不习惯从事此临界点的运动，身体会觉得这个运动强度过于激烈，因此这种运动很难长时间持续下去。

👩：感觉很困难哦！

👨：尤其是初学者，最好不要让关节或肌肉突然承受过重的负担。在刚开始运动时，不要过度提高运动强度。也就是说，不要一开始就将目标设定在最佳临界点，这样比较安全。不仅如此，运动强度越弱，就越能够持续长时间运动，所以燃烧的脂肪量也会越多。根据上述内容，究竟低强度运动是强度多大的运动呢？这就是要从有氧运动的强度来考虑。

这里的运动强度会表现在最大摄氧量的百分比上。

👩：什么是最大摄氧量？

👨：出现一个你不熟悉的词汇了。所谓的氧气摄取量是指身体（肌肉）所消耗的氧气量，氧气通过呼吸进入身体的能力、把被人体吸收的氧气运送到肌肉的能力、产生能量时肌肉内部消耗氧气的能力——这三项能力综合起来就是氧气摄取量。

第 2 章 用女士自行车开始有氧运动

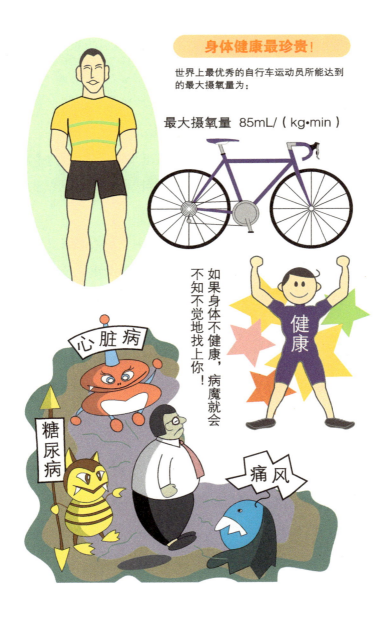

身体健康最珍贵!

世界上最优秀的自行车运动员所能达到的最大摄氧量为:

最大摄氧量 85mL/（kg·min）

如果身体不健康,病魔就会不知不觉地找上你!

心脏病

糖尿病

痛风

健康

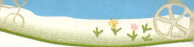

：能够在一定时间内将这种能力发挥到极限的氧气摄取量，就是每个人的最大摄氧量。

比如在一分钟的时间里，利用氧气产生能量的机制，看看最高能够产生多少能量，这就是最大摄氧量。

在马拉松这类需要移动身体重心的运动项目中，把这个数值除以体重，计算出每千克体重的数值，并以这个数值作为显示持久性运动潜在能力的指标。

不仅如此，在最近的调查与研究中发现，最大摄氧量足以代表代谢综合征的生活方式疾病发生的风险，最大摄氧量与此有极为深刻的关系。结果显示，最大摄氧量在一定数值以下的人，很容易患肥胖症、高血压、缺血性心脏病等疾病。鉴于此，日本厚生劳动省在2006年发表了《维持健康的最大摄氧量标准值》（见右页上方的图表），并且确定了相关的范围（见同页下方的图表）。

最大摄氧量低于这个范围的人，请先将目标设定为进入这个范围，然后再以超越基准值为目标进行运动。

：哇！原来最大摄氧量低于一定数值的话，患病的风险就会增加！为自己着想，说什么我都要做运动保持身体健康。

：还有，在有氧运动中安全有效的强度就是这个最大摄氧量的50%~60%。

维持健康的最大摄氧量标准值

性别	20多岁人群	30多岁人群	40多岁人群	50多岁人群	60多岁人群
男性	40	38	37	34	33
女性	33	32	31	29	28

维持健康的最大摄氧量范围

性别	20多岁人群	30多岁人群	40多岁人群	50多岁人群	60多岁人群
男性	33～47	31～45	30～45	26～45	25～41
女性	27～38	27～36	26～33	26～32	26～30

引自：日本厚生劳动省《维持健康的运动标准2006 身体活动・运动・体力》

未达到上表范围的人，请先将目标设定为进入这个范围，而已经在这个范围内的人，就请继续努力保持这个数值吧！

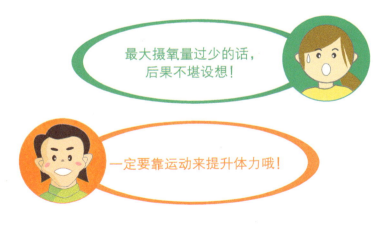

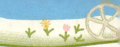

：现在，我想大家已经了解什么是最大摄氧量以及这个数值是多么重要的运动指标了吧！

但是，要计算出正确的最大摄氧量，必须使用呼出气体分析仪等设备，并经过复杂的测算才能计算出来。由于这样的方法过于困难，人们还想出了其他的测算方法，比如跑步12分钟或者20米来回跑等，不过这两种方法都是难以一人单独进行的。

这里，有一个比较简单的测量方法，就是利用最大摄氧量与最大心率之间的关系，将最大心率视为最大摄氧量的方法。

：最大心率是指心跳最快时的脉搏跳动次数，对吧？那是不是就代表一定要拼命运动才行啊？

：你说得没错。其实如果要得到正确的最大心率，必须使用心电图或心跳计，并且运动到筋疲力尽为止。不过，让所有人都实际执行这种方法是不可能的，而且在实验室中，这也是相当复杂的工作。

因此，为了以最简单的方式求得某种程度的指标，我在此介绍一个将过去实验得到的数据加以统计处理后得到的算式。那就是将数字220减去年龄的方法，也就是说，最大心率（次/分钟）=220－年龄，这样一来就能简单地计算出最大心率了。

：无论任何人都是从220减去年龄吗？

：是的。不过平常就有运动习惯的中老年人，则可以使用最大心率（次/分钟）=210－年龄÷2的算式。

最大心率的计算方法

活力十足的40岁的人

为了健康、而积极运动的行动派!

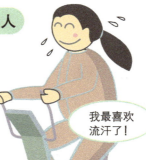

我最喜欢流汗了!

最大心率为

$$210 - 40 \div 2 = 190 \text{(岁)}$$

懒得运动的40岁的人

几乎不运动,无所事事的懒骨头!

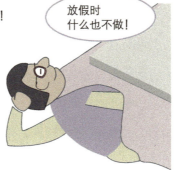

放假时什么也不做!

最大心率为

$$220 - 40 \text{(岁)} = 180$$

：利用这种方式算出最大心率后，接着就要计算在目标运动强度下的心率。

首先，计算出心率储备。心率储备（次/分钟）=最大心率－安静心率。

：一定要知道心率储备才行吗？我以为做运动时只要做到最大心率的百分之几就行了……

：其实那样也可以，但是心率储备显示的是心脏活动的能力范围。只要知道心率储备，就可以知道自己目前是运动到这个范围的百分之几，这样反而会比较合理。计算出心率储备之后，接着就要设定目标运动强度。

举例来说，比如这次是以减肥为目的，目标运动强度就是最大摄氧量储备能力的50%，目标心率就是将心率储备乘以目标运动强度，再加上安静心率的数值。目标心率=（最高心率－安静心率）×运动强度（%）+安静心率（次/分钟）。我已将计算公式整理于右页的图中。

：好难啊！

：虽然计算过程有些复杂，但习惯之后就能轻松地计算出目标心率了。一般而言，最大心率与年龄无关，这一点是不会改变的。

或许你会感到有些意外，但在进行有氧能力未达到极限的运动时，运动员的心率大多都比一般人还要低。

：什么？！运动员的心率比一般人还要低吗？

第 2 章 用女士自行车开始有氧运动

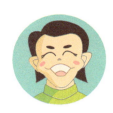

安静心率
测量早上刚醒来要起身之前的心率，或者是躺下五分钟左右再测量也可以！

心率储备的计算方法
心率储备＝最大心率－安静心率

目标心率的计算方法
目标心率＝心率储备×运动强度＋安静心率

举例说明，
平时生活中有运动习惯
的40岁女性进行减肥时

安静心率=60次/分钟
最高心率=210–40÷2=190
（190–60）×50（%）+60=125
这就是目标心率。

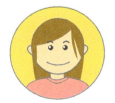

虽然因人而异，但目标
心率低于125次大概是
以轻松慢跑时作为标准的。

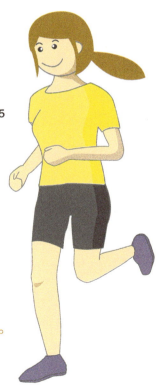

👨：运动员的心脏会因为运动而变大，身体机能也会变强，心脏每次收缩都会将大量的血液运送到全身，因此若以输送同等血液量来看的话，心脏的收缩次数就会较普通人减少。

心脏在每次收缩时所送出的血液量被称为每搏输出量（stroke volume），简称每搏量，经过完整训练的选手，其每搏量会越来越大，若以相同心率来看的话，就能把更多的血液运送到全身。

相反，如果在安静状态下身体所需的血液量相同的话，脉搏数自然就会变少。

运动员在拥有了这样的心脏机能之后，为了能够轻松地进行激烈的运动，心排血量（cardiac output）会越来越大。这样的心脏被称为运动心脏，与疾病中的心脏肥大完全不是一个概念。

👩：哇！原来是这么一回事啊！任何事物都有它的道理呀！

不过，运动时还要注意心率，还要计算，我觉得好麻烦啊！像我这种怕麻烦的人，是不是还有其他的好方法呢？而且还要在床上测量醒来还未起身前的心率，像我这种每次都能睡到最后一刻才起床的人，上班一定会迟到啦！

👨：对于你这种怕麻烦的人，使用一种名为自觉运动强度量表（RPE）的运动强度指标或许会比较好。这是以运动时的主观感受和心理上的感觉作为标准的方法。

👩：什么？原来还有这么简单的方法，应该早点说啊！不过，话又说回来，以自己的感觉为指标，真的可以吗？

第2章 用女士自行车开始有氧运动

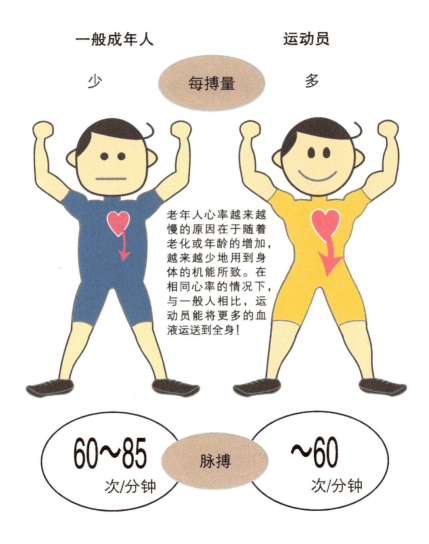

运动与心脏的血液输出量之间的关系

老年人心率越来越慢的原因在于随着老化或年龄的增加，越来越少地用到身体的机能所致。在相同心率的情况下，与一般人相比，运动员能将更多的血液运送到全身！

:没问题的。我自己还是运动员的时候,就算带着心率仪,也常会与自己的感觉做比较。

即使是运动员,也有很多人会以自己的感觉为基准来进行热身和训练。

之前提到的那些方法,都是以生理学的标准来设定运动强度的,但这次我们是把主观和心理感受当成运动强度的指标。

也就是说,这种方式是以自己做运动时感受到何种程度的吃力感作为运动强度的标准。

这就是所谓的自觉运动强度量表(RPE),右页是一个浅显易懂的图表。右页所注明的评量强度是实际脉搏数的1/10,评量强度是利用实际心率的数值,让测试者了解自己运动强度的主观指标。

:嗯,这样一来就不用计算了,我应该也可以做到。

:一开始使用任何方式都可以,不妨多加尝试,测量出自己可以轻松做到的运动强度。毕竟最重要的是设定目标,并且开始朝目标迈进。

只要使用上述方法,并以适当的运动强度持续运动,就能获得训练效果。一旦效果出现了,就能让人提高运动意愿并坚持训练,于是就能越来越接近目标了!

:你说得对。不过,一开始应该从什么样的运动着手会比较好呢?

第 2 章　用女士自行车开始有氧运动

自觉运动强度判定表与运动强度

评量强度	感觉	运动强度/%
6		
7	轻松又愉快	5
8		
9	非常轻松	20
10		
11	轻松	40
12		
13	有点吃力	55
14		
15	吃力	70
16		
17	非常吃力	85
18		
19	非常非常吃力	95
20		100

非常轻松

感觉不错

努力加油！

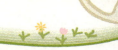

各种运动的风险与优点
什么是安全的运动？

：嗯，运动也分很多种，从走路、跑步到游泳、骑自行车、力量训练、有氧舞蹈及瑜伽等，每一种运动都各有特色，根据目的与条件的不同，也各有优缺点。

：是否可以推荐一些像我这种身材有点胖、平时完全不运动的人也能轻松坚持下去的运动？

：体重较重且平时完全不运动的人，若是突然开始跑步的话，由于脚部着地时会受到冲击，因此我并不推荐跑步运动，如果跑步姿势不正确的话，落地时的冲击之大更是超乎想象。

从这一点来看，没有落地冲击性的运动就是游泳了。此外，去健身俱乐部做训练也不错。不过，一定要找一个有专业人员能够针对每个人的特性及运动目的制定训练课程的地方。

：我不想在别人面前展露肥胖的身材，所以不考虑游泳。另外，健身俱乐部不都是一样的吗？要从哪一点来判断才好呢？

不管是哪一种方法，都要有设备才能运动，有点麻烦。我觉得最好的运动就是，可以马上开始而且又不麻烦的运动。

第 2 章　用女士自行车开始有氧运动

各种运动的特点比较

跑步

GOOD！
很轻松！不过跑步会对膝盖和腰部产生冲击！

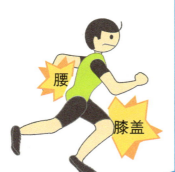

游泳

GOOD！
游泳是不会对膝盖和腰部造成负担的全身运动！不过，游泳会受到地点的限制，也会使血压产生变化。此外，由于游泳时得展露身材，这一点也颇令人在意。

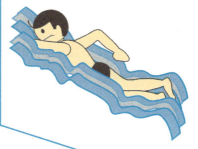

骑自行车

GOOD！
马上就能做！骑自行车不会对膝盖和腰部产生冲击！也无需显露身材！不过，若没有自行车的话，就无法运动了。

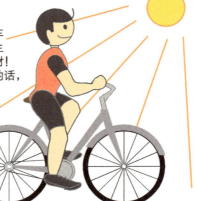

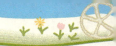

🧑：你真的是一个很怕麻烦的人啊！不过话又说回来，其实很多人都不知道，不同的运动方法各有其优缺点。

从这一点来看，就连选择健身俱乐部也一样，最好是充分了解其训练方针与指导内容才行，不过，很多人选择健身俱乐部，却像是在选择公寓一样，只根据其地理位置与设备的新旧程度来决定，这可能也是无法坚持下去的理由之一吧！

说到可以轻松开始的运动，最好的方法就是走路了，但如果是体重比较重的话，坐在坐垫上不仅对膝盖的负担较小，而且也不会有落地时的冲击，因此我强烈推荐骑自行车。

可以趁散步时顺便骑自行车到附近逛逛，或是把以往开车去附近购物的习惯改成骑女士自行车，这样就可以很容易开始运动了。

👧：这个方法我也可以试试看，感觉好像很轻松就能开始运动，而且我家就有一辆女士自行车。不过，女士自行车真的可以瘦身吗？

🧑：没问题。虽然说是女士自行车，但一样也是自行车。平常没有运动习惯的人骑着自行车感受微风吹过脸庞的感觉，也是一件很惬意的事。

不要有"我要运动！""我要减肥！"的刻板想法，轻轻松松就能到达走路到不了的地方，再加上车速也不快，能够比开车时更好地欣赏路边的风景。骑自行车时可以一边感受街上的气息，一边享受舒服的微风——光是这样想就已经是一件很快乐的事了。

骑自行车真的很不错哦！

第2章 用女士自行车开始有氧运动

平均速度的比较

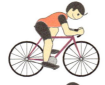

场地自行车赛

70~75km/h

(F200世界冠军水平)

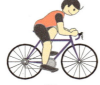

公路自行车赛

30~40km/h

市区自行车(女士自行车等)

10~15km/h

跑步

6~20km/h

走路

3~5km/h

溜冰 (500m)

56~57km/h

游泳/自由式 (50m)

8~8.5km/h

45

一起来骑女士自行车！（准备篇）

:我想通过骑女士自行车来运动，实际进行时应该怎么开始比较好呢？

:我刚刚也说过了，一开始只要骑女士自行车到处散步即可。不过在此之前，不妨先检修一下自行车。最重要的就是确认刹车是否好用，以及胎压是否正常。

:我觉得刹车没什么问题，不过好像要稍微用力才行……感觉刹车似乎有点硬呢？因为之前都没有骑，所以轮胎都扁掉了。

:刹车感觉变硬大多都是因为生锈的关系，抹油多少可以解决点问题，但最好还是更换刹车线。在大型的五金卖场里，刹车线大概只要几百日元而已，可以的话最好还是更换新的刹车线。

当轮胎的胎压恰到好处（大约4个大气压①）时，骑起来的感觉会完全不一样。以后偶尔也需要打气，所以最好买一个打气筒备用。如果是女士自行车专用的打气筒，大约1000日元就能买到。

接着，就要调整坐垫的位置。一般看到大家在骑女士自行车时，坐垫的位置都太低了。女士自行车坐垫的高度不可能跟公路自行车坐垫相比，不过若是用双脚脚尖站立时，臀部无法坐到坐垫上的话，就要将坐垫提高到脚尖能够着地，可以跨坐在坐垫上的位置。这样一来，骑起来会更加舒适。

---

① 1大气压=1.01325×10^5Pa。

第 2 章 用女士自行车开始有氧运动

自行车坐垫的正确位置是？

① 以脚尖着地，确认能够跨坐在坐垫上的位置。

② 将坐垫调高到该位置！不仅能够更好地踩踏板，视野也变宽了！

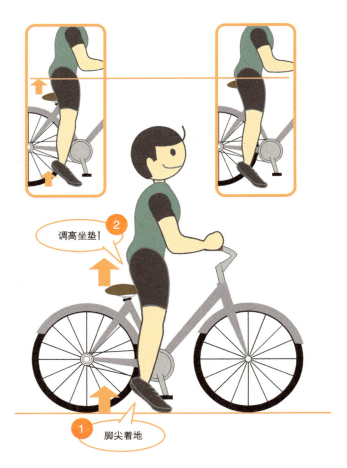

调高坐垫！

脚尖着地

😊：真的呀！只是稍微调整一下，感觉就完全不同了！

😐：这个坐垫高度会让你更好地踩踏板，而且从外观上看起来，骑车姿势也会更利落。

接着，还要检查一下车的把手是否朝向正前方。女士自行车摔到地上时，如果置之不理，可能会让车把歪斜，所以一定要注意。如果把手周边的螺丝松脱的话，也是相当危险的事情。

😊：不过，把手周边的螺丝没法用螺丝刀拧啊！

😐：把手周边可以使用一种名为六角扳手的工具，在五金大卖场卖得很便宜，最好买来备用。不过，刚刚说的问题在自己家附近的自行车店也可以解决，因此也可以把车送到店里，请店家帮忙处理。

😊：只要有工具，我想应该很简单。我会努力尝试的。

😐：老旧的女士自行车，最好先照我刚刚说的进行检查，再上路，这样就能安全地展开运动了。如果平时就在骑的女士自行车，只要检查好胎压与坐垫，马上就能骑上街了！

😊：我稍微努力了一下，没想到自行车的检修工作这么快就完成了。总之，我想先去骑一下，待会儿见喽！

第 2 章 用女士自行车开始有氧运动

骑自行车前的安全检查

确认 1 检查刹车最重要

确认 2 坐垫中心与自行车中心要对齐！

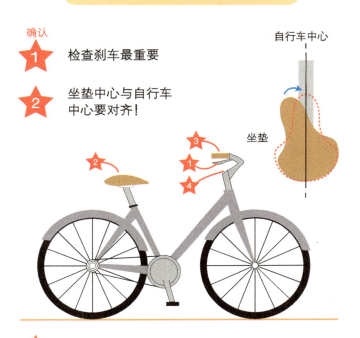

确认 3 把手中心与自行车中心要对齐！

从正上方看自行车的把手部位，调回中心位置

确认 4 调整把手的螺丝！

六角扳手是调整把手周边零件的必需品！

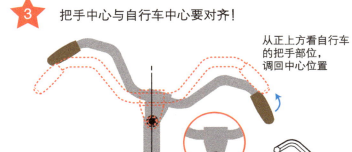

一起来骑女士自行车！（实践篇）

：我刚刚骑了一下，轻轻松松就可以去很多地方，街头的风景看起来与过去完全不同了。可这只是在附近闲晃而已，是不可能减肥的吧！有没有什么方法，可以坚持下去，又能用来减肥呢？

：你知道自行车应该骑在马路的哪一边吗？

：自行车不是也能骑在人行道上吗？

：由于自行车也是车辆的一种，只要没有特别标志（P61的图），自行车就不能行走于人行道上。当然，除非是为了确保安全而不得已的状况下，或者是13岁以下的儿童、70岁以上的老人、残障人士都不在这个限制范围内（根据日本交通法规规定）。

还有，基本上自行车应骑行于车道的左侧（日本为右驾左行，与中国相反。——译者注），也就是较靠近人行道的车道。此外，商业街以及禁止车辆通行的区域只要没有标明自行车可通行的话，自行车就不可以通行。即使是自行车可以通行的人行道，也不可以随意按车铃，而且要给使用行走辅助器的老年人让路。毕竟人行道是行人优先的场所，这一点千万不可忘记。

还需要注意的是，在日本根据道路交通法中的有关规定，不可以在骑车时接打电话而只用单手扶车把。

：关于自行车通行的相关事项，虽然与我们的生活息息相关，但没想到还有好多我不知道的规定，骑车时我一定会小心的。

第 2 章 用女士自行车开始有氧运动

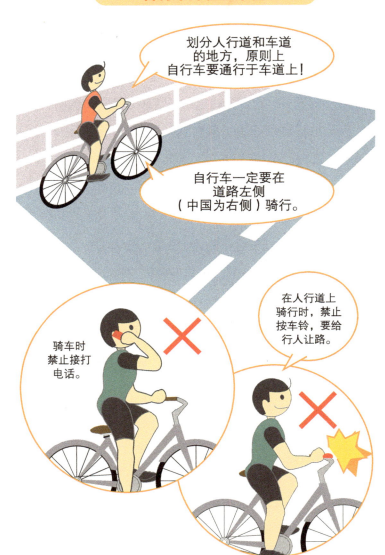

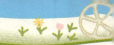

👧：我已经清楚地了解了自行车的通行规定了。接下来就回到主题，请告诉我该怎么做才能利用女士自行车减肥。

👨：对了，你刚才以女士自行车代步，到附近绕了一圈回来。那么，这次不妨去远一点的地方吧！

首先，将下一次的目标设定在来回30分钟左右的路程。等可以轻松完成这样的距离后，接着就以来回40分钟的距离为目标，慢慢地拉长骑自行车的时间，这样就能提升减肥的训练效果。

这时的秘诀在于不要过度勉强自己，中间也不要休息，尽量保持相同的速度持续骑车，这一点相当重要。

👧：不过，长时间骑自行车的话，膝盖不会痛吗？

👨：由于自行车运动的形态相当特殊，必须坐在坐垫上踩着踏板前进，因此对于腰部和膝盖的负担也较少，这是其特点所在。因为坐在坐垫上，身体的重量就不会落在双脚上，就像我之前所说的，踩踏板这个动作没有落地时的冲击，因此可说是最适合长时间坚持的运动了。

👧：也就是说，骑自行车是可以长时间轻松进行的运动，对吧？迎着风骑车的爽快感真是超乎想象啊！

第 2 章　用女士自行车开始有氧运动

骑自行车的规则（根据日本交通法规）

Q 自行车在（日本的）道路交通法中是如何规定的？

A 在（日本的）道路交通法中，自行车属于轻型车辆，与汽车是同等级的。

Q 有这个标志的地方可以骑自行车吗？

A 不行。

Q 可以骑自行车过斑马线吗？

A 不行。但如果下车推着走，是可以的。

Q 这个标志代表什么意思？

A 这是自行车专用道路的标志，行人不可通行。

Q 自行车的速度限制是每小时多少千米？

A 与汽车相同。

Q 道路标志是否与自行车无关？

A 当然有关，一定要遵守才行。

Q 这个标志代表什么意思？

A 禁止自行车通行。

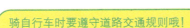
骑自行车时要遵守道路交通规则哦！

53

这项运动消耗了多少热量？

大多数人都不知道实际运动时会消耗多少热量，例如，轻松地骑自行车究竟会消耗多少热量。在此整理如下：

	快跑	游泳	骑自行车（轻度负荷）	高尔夫球	慢跑（轻度负荷）
运动时间（min）	10	10	20	60	30
不同体重的热量消耗量/kcal					
体重50kg	25	60	55	130	130
60kg	30	75	65	155	155
70kg	35	85	75	185	185
80kg	40	100	85	210	210

引自：日本厚生劳动省《维持健康的运动指南2006 为了预防生活方式病》

接着来看看食品的热量：

白饭(一碗)150g	牛排150g	猪排盖饭	冰淇淋100g	麻薯100g
220kcal	510kcal	950kcal	180kcal	260kcal

吃太多的时候，请通过多运动来消耗热量吧！不过，要通过运动来消耗大量热量是一件相当辛苦的事情！

第3章

用女士自行车进行有效的热身

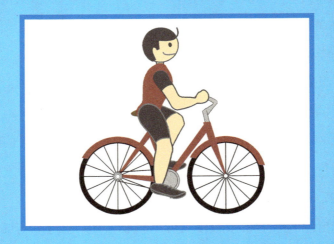

想要安全且有效地运动,热身运动和缓和运动是不可或缺的。融入一些伸展操,巧妙地进行热身及缓和运动,不仅能够预防受伤并消除疲劳,还能提升运动的减肥效果。

女士自行车是绝佳的训练机器！

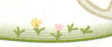

👧：最近，我经常骑女士自行车，但在骑上坡路段时会觉得很吃力。骑自行车是否也能锻炼肌肉呢？

👨：你的问题渐渐转换到运动效果上了，看来你很有心想要运动喽！

其实，骑自行车是一项会使用到许多肌肉的运动，感觉上好像是靠着双脚前进，但是事实上骑自行车时也会使用到上半身，骑自行车是一种全身运动。

👧：原来真的是这样啊！难怪我觉得上坡时不只是用脚，连握住把手的手也需要使劲儿呢！

👨：你竟然知道骑车时上半身也会使劲，感觉还是挺敏锐的嘛！

自行车虽然是用脚踩着踏板前进的，但是上半身也会发挥支撑作用，以便让脚部的力量完全传递到踏板上。

骑自行车的时候，也会使用到背部肌群、腹肌及手臂等部位来支援脚部的动作。由于上半身并不需要做很大的动作，因此乍看之下并不容易察觉。而脚部用了多少力量，也会反映在支撑脚部动作的上半身的锻炼上。短距离项目的自行车运动员都拥有相当强健的上半身肌肉，而顶尖的自行车运动员也都有一身匀称的身板。

👧：既然骑自行车可以锻炼全身，那体形是否也会发生变化？

👨：以我的经验来说，提臀效果相当好。

第3章 用女士自行车进行有效的热身

骑自行车时常用到的肌肉

骑自行车也能锻炼肌肉吗？

由于骑自行车是一项全身运动，所以无需勉强，就能练出一身紧实的肌肉！

那就是说，体形会变得很漂亮喽……

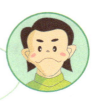没错！只要坚持以正确的方式骑自行车，就能练出一副好身材。

我了解了！我会努力的！

不要急，为了展现出最佳效果，我们一起努力吧！

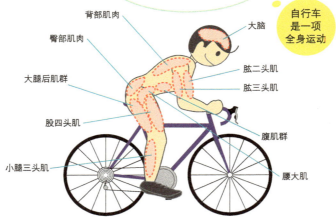

自行车是一项全身运动

热身对运动有帮助吗? ~1~

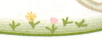

😀：虽说是女士自行车，但你现在是否已经习惯骑自行车了呢？接下来，应该来多了解一下热身运动了。

😊：就算不做热身运动，骑车时依旧会流汗啊！

😀：从初学时就要充分了解热身运动，这相当重要。刚开始习惯运动就过度努力是最危险的了。只要做好热身运动，就会让你的运动效果和表现都截然不同。那么，你知道做热身运动会产生什么样的效果吗？

😊：我听说热身之后比较不容易受伤。

😀：你说得没错。不过，你知道为什么会不容易受伤吗？

😊：嗯，不知道。

😀：其实，除了不容易受伤之外，热身还有很多功效，都有它的科学道理。

热身可以提高肌肉温度，这一点很重要哦！肌肉温度提高可以使肌肉的黏性降低，伸缩起来更为顺畅，而且神经系统的反应速度也会变快。

另外，体温上升能提高运动时所使用到的肌肉之间的协调性，并防止运动伤害。

😊：也就是说，由于热身提高了肌肉的温度，所以能产生各种反应。

第 3 章　用女士自行车进行有效的热身

热身效果之一

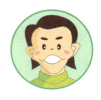

为什么做好热身就不容易受伤了呢?

▼

热身最重要的一点就是可以提升肌肉的温度！因为这样能使肌肉的黏性降低，使肌肉的伸缩性变得顺畅，而且神经系统的反应速度也会变快。

▼

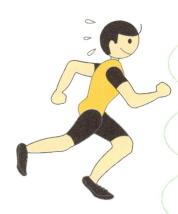

15~20分钟的轻微运动

肌肉温度上升，动作更为顺畅

还能避免受伤

▼

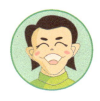

由于开启了燃烧脂肪的机制，所以热身运动也有助于减肥！

也可以期待热身运动的减肥效果！

热身对运动有帮助吗？ ~2~

：热身的效果其实还有很多哦！

通过热身运动，静脉中的血液能在肌肉的作用下回流到心脏里，这个反射动作能加快脉搏，让身体做好运动的准备（班布里奇反射，Bainbridge Reflex）。随着这个现象的出现，精神上也会做好运动的准备。

至于和本次的主题——减肥之间的关系就是，通过热身运动开启利用氧气产生能量的代谢机制，身体也会做好燃烧脂肪产生能量的准备，因此热身运动也有助于减肥。

综合以上内容，也就是说，热身运动可以让身体与心理都做好运动的准备，将脂肪转换成能量的代谢机制也会做好准备，再加上肌肉的动作顺畅了，运动表现也会变好。在我们所做的实验中，还有一些结果显示，热身动作做得好可以提升20%的运动效率。

：我突然觉得不好好做热身运动的损失还是挺大的，但是没想到热身运动还可以提升减肥效果，真是超乎我的想象。既然热身运动可以提升减肥效果，我一定要养成热身的习惯。

：无论是运动还是工作都要做好准备，这一点真的很重要。

第3章 用女士自行车进行有效的热身

热身效果之二

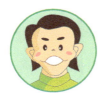

热身运动会让血液循环变好，也会使脉搏变快，让身体做好运动的准备。在身体上做好准备的同时，精神上也做好准备了。

运动准备OK!

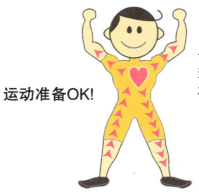

也有一些研究结果显示，热身运动做得好，可以提升20%的运动效率！

提升肌肉的力量！提升运动的效率！

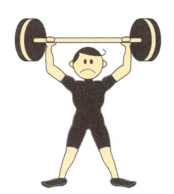

> **提升运动成绩小常识**
>
> 只要切实执行，或许就能提高个人的运动成绩哦！

61

热身运动实践篇　~1~

：到底应该怎么热身才好呢？

：那么，我先从一般的热身顺序开始说吧。

说起热身，我们常常看到的是，有些人突然开始拉起筋来了。但是如果不先提高肌肉温度的话，肌肉是不太容易伸展开的。

因此最好是先骑一骑自行车或稍微慢跑一下，让身体慢慢热起来。当然，一定要先从慢速开始才行。还有，热身运动至少要做15到20分钟，慢慢地进行让肌肉温度上升的动作，这一点很重要。

接着再做伸展运动舒筋活骨，觉得僵硬的部位要慢慢地伸展。在做伸展运动时，一定要注意力道不要过大。重点在于要在身体感到舒适的范围内进行伸展。

运动员在比赛或训练前做的伸展运动，并不是只有大家知道的那种慢慢拉筋然后再稍微停滞的静态伸展法（static stretch），还有让身体有规律地运动的动态伸展法（dynamic stretch）等，方法有很多种。如果是像小瞳一样的初学者，最适合的运动模式就是一般的伸展运动。

热身的种类

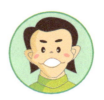

主动型

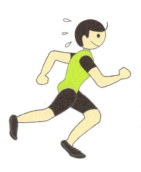

任何类型的热身都可以，只要做到稍微流汗即可。可利用轻微慢跑或骑自行车的方式慢慢热身。

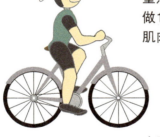

重点在于要从慢速开始，至少做15~20分钟，持续进行提高肌肉温度的运动。

也可以在运动前泡澡，帮助提高肌肉温度。

被动型

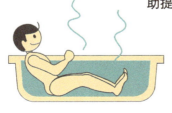

哦！这个方法，我马上就能做。

热身运动实践篇 ~2~

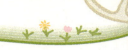

😊：利用伸展运动舒活筋骨后,就要开始真正的运动了。由于这次是以减肥为目的,你还记得之前说过的最大摄氧量50%左右的运动强度以及在此强度下的目标心率的计算方式吗?也就是,目标心率=(最大心率-安静心率)×运动强度(%)+安静心率。

另外,也可以从自觉运动强度量表(RPE)中,选择感到有点吃力的速度进行运动。

这个时候,也不要突然就从目标心率或感到有点吃力的运动强度开始,而是慢慢地向目标迈进才是重点。

😊：可是,先骑自行车,然后再做伸展运动,这样好麻烦哦!

😊：你真是一个怕麻烦的人啊!那么,这样如何?选择一个离家有点远的公园或者自己喜欢的地方,骑到目的地之后,做个体操,顺便伸展一下。你可以先轻松地骑到目的地,然后在那里骑女士自行车的时间长一点,这样一来心情也会不一样。

😊：这样的话,我应该做得到。

😊：总之,重点就是要慢慢地提升强度,不要勉强,也要避免受伤,在此前提下,只要坚持运动,就能展现出运动效果。

😊：我已经了解运动之前热身的必要性了,我会选择一个能伸展的地方,再用刚才的方式试试看。

热身的顺序（实践篇）

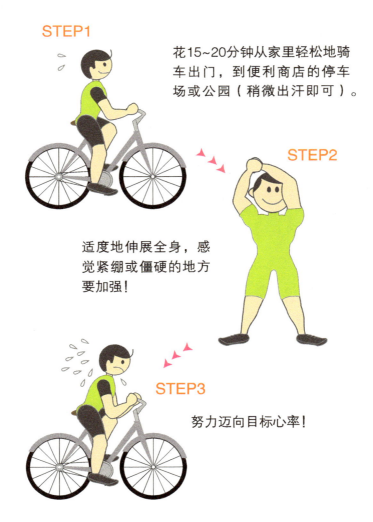

STEP1

花15~20分钟从家里轻松地骑车出门，到便利商店的停车场或公园（稍微出汗即可）。

STEP2

适度地伸展全身，感觉紧绷或僵硬的地方要加强！

STEP3

努力迈向目标心率！

消除疲劳的缓和运动

:之前介绍了热身运动,接下来我要说明的是在运动之后相当重要的缓和运动。缓和运动就是指运动之后做的轻松有氧运动。如果不进行缓和运动就立刻停止动作的话,肌肉的节律性收缩也会停止,原来流进肌肉的大量血液就不能通过肌肉的收缩流回心脏,可能会出现眩晕、恶心,严重时甚至会失去意识。

:所以不能因为疲劳就立刻停下来休息,对吧?

:没错。血管性虚脱特别容易发生在体力不足的人身上,所以一定要多加小心。此外,缓和运动也会迅速消除运动时产生的乳酸,能有效消除疲劳。尤其对像小瞳一样第二天还有工作、每天依旧努力减肥运动的人,消除运动后的疲劳很关键。除此之外,缓和运动也能有效避免肌肉痉挛及血压下降等情况的发生。

:我一直以为只有做激烈运动时才需要做缓和运动。

:其实不是这样的,在减肥最有效并维持健康的最大摄氧量50%~70%的运动中,缓和运动的效果也很棒。

:缓和运动的强度应该保持多少才是最好的?

:将自行车速度稍微减缓一点,轻松地骑10到20分钟。虽然有许多不同的研究结果,但只要在最大摄氧量35%~55%的运动强度中,以自己最容易做到的强度来做缓和运动即可。在做完缓和运动之后,也与热身时那样做些伸展操的话,也能让肌肉放松。

第3章 用女士自行车进行有效的热身

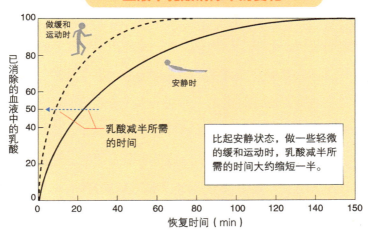

安静时与进行缓和运动时运动后血液中乳酸消除率的变化

引自Fox（1984）

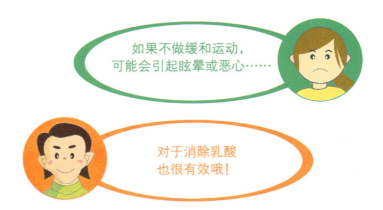

伸展运动理论篇 ~1~

：接下来，我要针对伸展运动稍微进行一下说明。

刚刚也说过，伸展运动的重点之一就是"不要刚开始热身就做"。进行伸展运动时，最重要的就是要等肌肉温度升高、身体组织变软之后再做。因此，绝对不能在身体尚未热起来时，就以激烈的伸展运动来代替热身运动。另外，在缓和运动后再做一些伸展运动，对于舒缓肌肉紧张或消除疲劳也很有帮助。这是因为运动已经让肌肉温度升高了，所以就能尽情地伸展身体。

：我的身体应该很僵硬吧！

：不要与他人比较或比赛伸展动作的柔软度，这点也是很重要的。身体的柔软度因人而异，而且男女有别，再加上每个人过去的生活方式对身体的柔软度都有影响，所以硬要跟别人比也没有意义，只要慢慢地提升自己的柔软度即可。

另外，不只是要扩大可动的范围，也要注意左右两边可动范围的差异。有人可能在做动作时习惯偏向某一边，或者是因为受伤的后遗症而导致左右两边的柔软度不一，但是伸展动作不只是以扩大可动范围为目的，它还能恢复身体的对称性，在调整体态均衡上也有很重要的作用。

：我觉得我在往右弯与往左弯时，伸展的感觉不太一样。利用伸展运动来检查并调整体态均衡，也是非常重要的哦！

伸展运动理论篇

法则1

请务必在肌肉温度上升后再做伸展运动，效果会更好！不要在热身一开始就勉强自己做伸展运动！

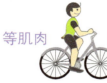 等肌肉 温度上升后 再进行伸展运动！

法则2

不要与他人比赛！由于柔软度因人而异，因此请勿着急，慢慢地提升自己的柔软度吧！

法则3

意识到身体的对称性也很重要！伸展的目的不只是扩大可动范围，对于恢复身体的对称性也很重要！

 请仔细 对照左右平衡！

伸展运动理论篇 ~2~

：伸展运动可分为静态伸展（static stretch）、动态伸展（dynamic stretch）、动力伸展（ballistic stretch）与PNF伸展等，若能善加利用，每一种方法的效果都很棒，但如果不知道该如何区分运用的话，也可能达不到目标。

：不是只伸展肌肉就好了吗？

：提升运动表现和舒展肌肉的紧张时，两者所进行的伸展方式是不一样的。

以运动员为例，动态伸展能有效提升动作的柔软度以及肌力，也能帮助学习运动技巧。不过，若想要镇静运动之后肌肉的扩张状态，静态伸展的效果比较好。一般而言，动力伸展在进行康复训练时非常重要。若能巧妙运用PNF伸展法的话，不仅能增加关节的可动区域，也能强化控制关节的肌肉。

在此先说明简单、好记又安全的静态伸展法。首先，在伸展肌肉的状态下维持10到20秒，然后慢慢地恢复原位。千万不要太用力或过度伸展，伸展时以不感到疼痛为准。总而言之，重点就是要在舒适的范围内伸展身体。所有的伸展运动都要慢慢地控制，以稳定的姿势进行，这一点很重要哦！

第 3 章　用女士自行车进行有效的热身

热身的顺序（伸展篇）

在舒适的范围内伸展肌肉！
▼
维持伸展姿势10~20秒
▼
习惯之后再将时间
延长至1分钟左右
▼
慢慢地恢复原位。
不要停止呼吸
▼
伸展时要慢慢地控制动作

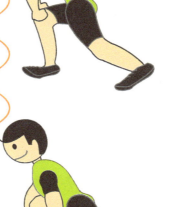

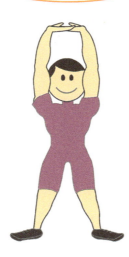

以稳定的姿势，
在舒适的范围内进行伸展！

伸展运动实践篇 ~1~

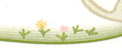

😊：现在你应该理解伸展理论了吧！接着我就来介绍几种静态伸展法，记下来的话会很有帮助哦！

先从下半身的伸展运动开始吧。首先就从可以坐着进行的伸展动作开始介绍。坐在地上单脚往前伸直、脚尖朝上，另一条腿则弯曲膝盖、脚掌贴着大腿处。保持这个姿势并将背部伸直，胸部面对脚尖处，挺胸并稍微后仰。

😊：光是挺胸、稍微往后仰的姿势，就能让我感觉到腿部内侧在伸展。

😊：有些人在做这个伸展动作时，常常会低着头、弯腰驼背，这样无法伸展到大腿后肌群。这个动作伸展的是股二头肌与半膜肌，这两条肌肉是从坐骨结节的臀部下侧骨头开始，往膝盖方向生长的肌肉，因此如果盆骨与股骨的角度过小的话，就无法伸展到这两条肌肉。

将向前伸的膝盖稍微弯曲并同样地挺胸仰腰，就能伸展到大腿后肌群上方、靠近臀部的地方。将脚尖往膝盖方向拉的话，还能伸展小腿肚的肌肉。

😊：只是稍微变化姿势，伸展的地方就会不同啦！

第 3 章 用女士自行车进行有效的热身

大腿后肌群的伸展

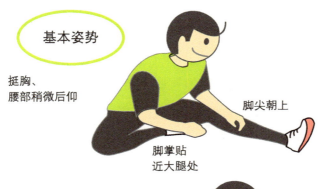

基本姿势

挺胸、
腰部稍微后仰

脚尖朝上

脚掌贴
近大腿处

这个姿势可以伸展
大腿根部

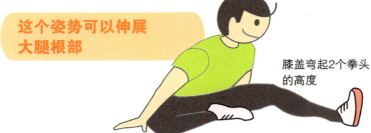

膝盖弯起2个拳头
的高度

小腿肚的伸展

将脚尖往膝盖方向拉

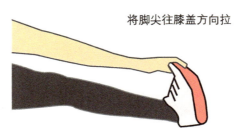

伸展运动实践篇 ~2~

👨：接下来要做的就是张开股关节，并进行抬起膝盖时会使用到的髂腰肌和腰大肌的伸展运动。

在加强运动能力方面，髂腰肌和腰大肌是相当重要的肌肉，因此最近也备受瞩目。伸展方式如下：首先，单脚大步往前踏并立起膝盖，另一条腿则伸向后方，膝盖着地。此时，将上半身的重量放在向前跨的那条腿的膝盖上，接着将臀部往斜前方下压，这样就能伸展到髂腰肌与腰大肌了。

👩：股关节附近平时伸展不到的地方，这个动作都能伸展到。不过，我之前也看过有人提起上半身做这个动作。

👨：你观察得很仔细。提起上半身做这个动作，的确可以充分伸展到髂腰肌与腰大肌，但对于腰不好的人或是身体较僵硬的人而言，用我现在介绍的姿势不容易对腰部造成负担，同时也能伸展到髂腰肌等肌肉。

对于想提高伸展度的人，可以弯曲伸向后方的那条腿的膝盖，从脚尖着地的状态慢慢地变成脚跟转向外侧，臀部往斜前方下压，这样一来就能加强伸展度了。

👩：真的！伸展度不一样了。这样一来，像我这种腰不好的人也能轻松地伸展髂腰肌和腰大肌了。

髂腰肌和腰大肌的伸展

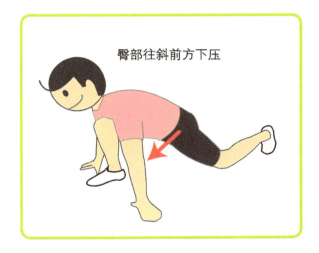

臀部往斜前方下压

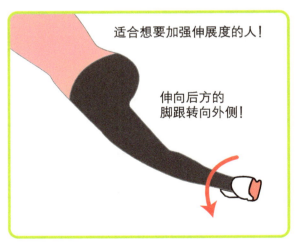

适合想要加强伸展度的人!

伸向后方的
脚跟转向外侧!

伸展运动实践篇 ~3~

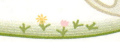

：接着要解说的是小腿肚的肌肉伸展运动。在膝关节伸直和弯曲的状态下，所伸展的小腿肚肌肉是不一样的。

：你是说膝盖伸直和弯曲时，肌肉伸展的地方会改变吗？

：这个可能比较难理解，并不是伸展的地方会改变，而是伸展的肌肉不一样。让我说得再详细一点。

当脚尖立起时，踝关节所使用到的肌肉主要为比目鱼肌和腓肠肌，这是因为骨头上附着的肌肉位置不同，才会产生这样的结果。

在日常生活中，由于膝关节在弯曲或伸直时都会用到小腿肚的肌肉，因此在伸展这些肌肉时，最好在膝盖弯曲和伸直状态下都进行，这样效果会更好。

伸展方式为：坐在地上，立起想要伸展的那只脚的膝盖，并将上半身重心放在立起的膝盖上，缩小脚踝的角度以伸展比目鱼肌。至于膝盖伸直时的伸展方法则为：找一个有高低落差的地方，将脚掌的前半部放在高处，缩小脚踝的角度来进行伸展。

：这两种方式都能让我感受到从未有过的伸展呢！小腿肚也是日常生活中容易积累疲劳的部位，以后我会找时间做做看。

小腿肚的伸展

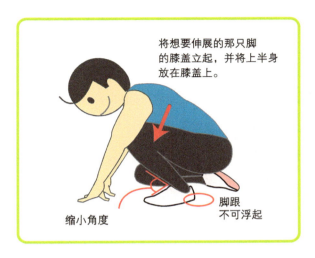

将想要伸展的那只脚的膝盖立起，并将上半身放在膝盖上。

缩小角度

脚跟不可浮起

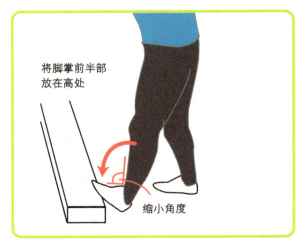

将脚掌前半部放在高处

缩小角度

伸展运动实践篇 ~4~

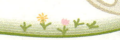

😊：接着来解说上半身的伸展吧！在还没习惯骑自行车之前，颈部周围会感到特别疲劳。这是因为当身体往前倾时，我们通常会抬起头来向前看所致。

😊：刚开始时，我也是觉得颈部很僵硬呢！

😊：我想这样的人应该很多，所以我来说明一下颈部的伸展方法吧！这个动作坐着或站着都可以做，这里以站着做的情形来解释。

首先，面向前方，左手在左前方45°的位置伸向头部右后方45°处，将头往左前方45°下压。这时，脸部要维持朝向前方的状态。

接着把手放在侧面，将头部慢慢往下压，这时，另一边（伸展边）的肩膀不要往上抬起，将更能增加伸展度。

左右两边都进行相同的伸展动作，就能立刻放松颈部及肩颈等部位。

😊：这个动作真的好舒服哦！我的肩颈一直都很僵硬呢！

😊：我把这个伸展动作强烈推荐给肩膀僵硬的人，如果你身边的朋友有肩膀僵硬的困扰，不妨也推荐给他们。这在我们健身房也是很受欢迎的伸展动作哦！

😊：我一定会告诉大家的，我工作的地方也有很多同事有肩膀僵硬的困扰呢！

上半身和颈部的伸展

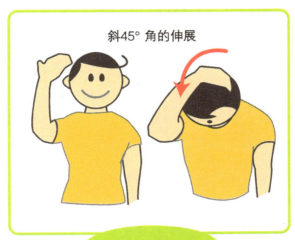

斜45°角的伸展

脸部维持朝向前方！

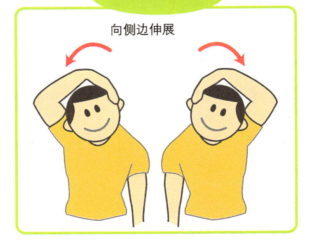

向侧边伸展

伸展运动实践篇 ~5~

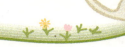

👨：最后我来介绍一下一般的伸展运动类型。在热身运动之后、骑自行车之后或是趁工作空档时进行这些伸展运动，可以促进血液循环，运动与工作时的心情也会更加舒畅。请务必保持伸展的习惯哦！

👩：这些伸展运动也能搭配刚刚教过的伸展动作一起做吧？

👨：没错。这里面也包含了刚刚详细解说的动作。

首先是拉长手臂的上半身伸展动作。

接着再伸展颈部与斜方肌，前面所介绍的就是这个动作的进化版。再伸展胸肌，需要注意的是腰部不可后仰。

现在要伸展腿部喽！伸展阿基里斯腱、腓肠肌与髂腰肌，进行身体内侧的伸展。肩膀与手臂不要施力。接着要伸展大腿后肌群，这个动作的应用方法刚刚已经介绍过了。

现在要坐在地上，先伸展大腿内侧，然后再伸展大腿根部与外侧。

仰躺在地，伸展背部与体侧的肌肉。接着趴在地上，固定手臂位置，将臀部往后伸展。

完成所有动作需5至10分钟。

👩：我了解了，只要这么短的时间就能让全身血液循环变好，平时一定要做伸展运动才行。

第 3 章　用女士自行车进行有效的热身

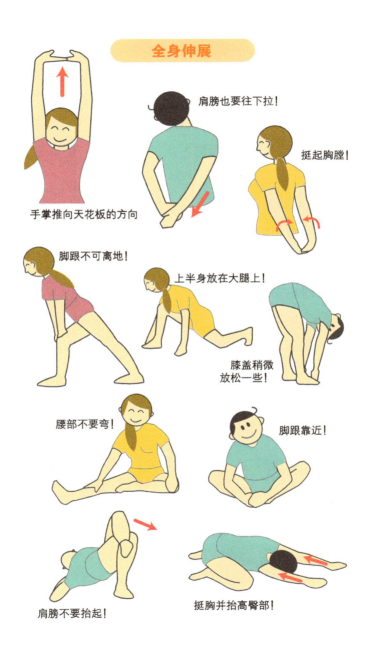

一周应该运动几次？

：从运动强度的决定方式、开始运动前的准备（热身）和运动之后的结束方式（缓和）到伸展方法、交通规则等，你是否已经大致了解了今后坚持运动的实际方法了呢？

：是的！接下来就以女士自行车进行减肥吧。

：想要实际地感受到效果，运动的频率也很重要。就以这一次而言，由于是以减肥为目的，所以运动强度较低。如果可以的话，最好是每周骑三次以上。

：每周骑三次以上吗？

：如果工作忙碌，每次的运动时间都很短的话，就算无法做伸展运动，也要利用仅有的时间骑自行车。最近的研究显示，每天坚持30分钟的运动，与分六次、每次做5分钟的运动，效果是差不多的。不管有没有时间，都应配合当时的状况坚持运动，这才是重点。

最重要的就是不要过度运动。每次运动中都要慢慢地加强运动强度，结束时也要逐渐慢下来。

只要遵循这些规则，每周骑三次以上的自行车，就绝对可以瘦下来。

：即使忙碌时也可以进行短时间的运动，这个我应该没问题。我好像开始有干劲了，即使只有一点时间，我还是会努力坚持运动。

第 3 章 用女士自行车进行有效的热身

运动频率的基准

减肥运动要先以每周三次，
每次30分钟以上为目标！
忙碌时每次5分钟，分次进行也可以！

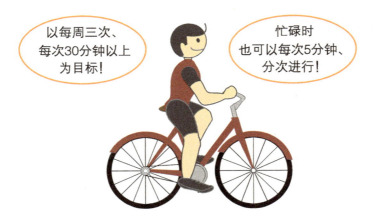

以每周三次、每次30分钟以上为目标！

忙碌时也可以每次5分钟、分次进行！

习惯之后也可以每天运动！

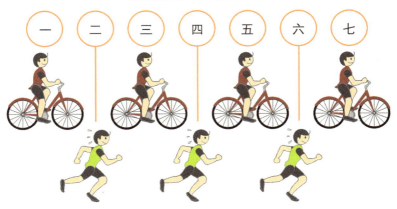

一　二　三　四　五　六　七

column

热身运动的效果

在研究实验中,通常为了确认实验步骤和作用时间,并提升实验的精准度,必须先进行实验演习,也就是一般所说的预备实验。

我曾经在某次预备实验中测试过两次,使用一般齿轮在一定的速度下,测量踩踏板动作的力量利用效率。由于并不是测量用尽全力运动时的效率,因此事前的热身运动只有轻轻带过而已。

不过,由于实验中测得的数据相差太多,这次想要测量的踩踏板技术究竟是否值得重视?也就是说,是否值得测量?这个重大问题一直深深困扰着我。

正在烦恼的我请教了当时担任顺天堂大学副校长的青木教授以及运动生理学研究室的形本老师,而他们所指出的问题就出现在热身运动的管理上。

根据他们的建议,我在正式实验中详细记录了从热身到测试结束的时间,确实地进行程序管理。结果发现,力量的利用效率竟然平均提升了20%,而实验的重现性,也就是两次测量的数据当然也几乎相同。

所谓的技术竟然会因为热身的差异而出现如此大的变化,这一点我从来都没料到。正因为有这样的失败,才让我了解到适度的热身运动可以让技术在高水准又稳定的状态下更好地发挥效果。

第4章

利用自行车锻炼肌肉的方法

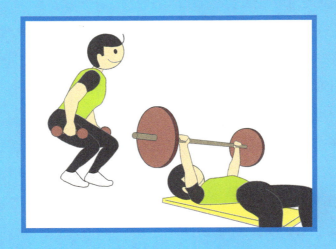

　　介绍完女士自行车，接下来要重新认识自行车的种类。只要有效地锻炼踩踏板时会用到的肌肉，就能更轻松愉快地享受骑乘自行车的乐趣，也能提升运动效果。

女士自行车的极限

😊：我努力地骑女士自行车进行运动，慢慢地感受到身体上的变化了。我觉得大腿变结实了，臀部也往上翘了，没想到骑女士自行车也能如此愉快地运动。不过，我每次骑女士自行车时，都会看到骑专业自行车的人，我觉得那种自行车真的好帅气哦，是不是专业自行车的运动效果会比女士自行车好呢？

😊：根据刚刚所说的话，你指的应该是公路自行车吧？比起女士自行车，公路自行车的确帅多了。但从运动效果这一点来看，以同样的强度、同样的时间进行运动的话，从运动生理学上来讲，自行车的种类对运动效果并没有多大的影响。

不过，我想实际上还是有一点差别的，因为公路自行车可以比女士自行车更轻松快速地骑行更远的距离。说起来，女士自行车和公路自行车在使用目的上原本就不一样。

女士自行车是以到附近购物或办事等为目的，作为短时间的代步工具而制造的车款，速度自然会比较慢，也没有变换齿轮能改变负荷的变速装置。

由于公路自行车是以距离100km以上的竞赛为目的开发的自行车，因此不仅有速度，也有变速装置，而且上坡下坡也都能轻松跨越。

第 4 章　利用自行车煅炼肌肉的方法

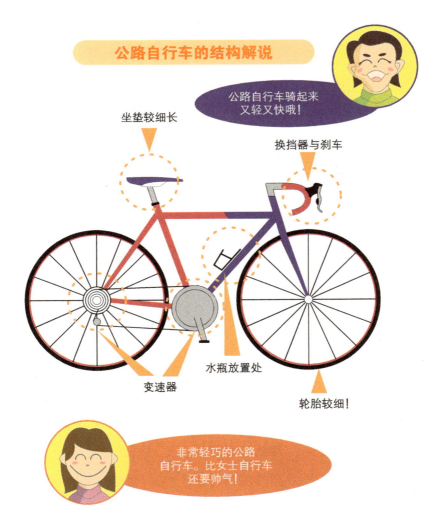

自行车的种类与特点

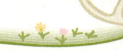

👧：自行车的种类好多哦！到底有几种呢？

👨：我们最常在街头看到的特殊自行车，我想就是公路自行车吧！这类车款是以在铺设好的道路上进行100千米以上的竞赛为设计目标，重量也只有7到8千克而已，车身非常轻盈。为了适应上下坡或是平坦道路等各种赛道状况，公路自行车的齿轮比也设计成可以有20段左右的变化。在世界著名的环法自行车赛中，也是以这类自行车进行3周左右的赛事。最近，由于在公路自行车上也使用了F1赛车中经常使用的碳纤维来制作车架，因此公路自行车也可以说是运用了高科技的公路用竞技自行车。

接着要介绍的就是最近经常可以见到的山地自行车，这是专为行走于高山、山丘等未经铺设的越野道路所设计的车款。

由于山地自行车基本上都是行走于上下坡较多、路况较差的地方，因此比起公路自行车，这类车款更注重爬坡性能，所以其齿轮与公路自行车相比较小，车体较为轻盈。

车架的外观也很独特，像变形的菱形一般，而且还加装了避震器，轮胎也采用了较大型的块状花纹轮胎。

自行车的种类

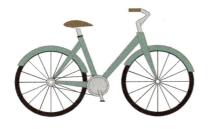

一般自行车
（女士自行车等）

以通勤或代步等短时间骑乘为目的进行设计，上下车较容易。

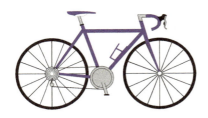

公路自行车

以长距离竞赛为目的，重量较轻且齿轮比较高，可以高速移动。

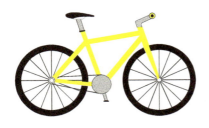

山地自行

在设计上，齿轮比较低，注重爬坡性能。特点是可畅行于恶劣路况的轮胎、耐用的车架及高重心。

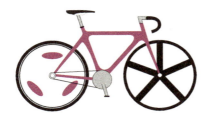

场地自行车

仅限行走于跑道的设计，拥有可承受超高速的高硬度车架，没有变速装置和刹车。

不知道是不是因为流行的关系，最近，经常可以看到一些人在街上骑场地自行车。其实，场地自行车是为在具有倾斜度的自行车竞技场（边坡）上行走而设计的特殊自行车。

为了承受高速和骑乘者的强大力量，场地自行车是采用高硬度的车架制作而成的。在奥运会上使用的场地自行车，有的甚至是采用与汽车车体相同的碳素单体车身制造而成。

因此，场地自行车在齿轮上也与其他自行车不同，由于没有"飞轮"，即死飞轮，所以一定要不断地踩踏板，轮子才会转动，场地自行当然也没有配备可以变换齿轮的变速装置。不仅如此，场地自行车连刹车也没有，是十足的竞赛用自行车，如果将场地自行车骑到街上，需要相当高超的技巧才行，所以不适合初学者。

除此之外，还有以长距离骑乘为目的的自行车款——Randonneur（旅行自行车）、花式越野自行车（BMX）以及在本书中屡次登场的女士自行车（一般自行车）等，种类相当多。

：每一种自行车都各有特色！我已经快骑腻了女士自行车，想配合训练课程骑更高级别的自行车。接下来请告诉我应该选择哪一款自行车。

第 4 章　利用自行车煅炼肌肉的方法

场地自行车的结构说明

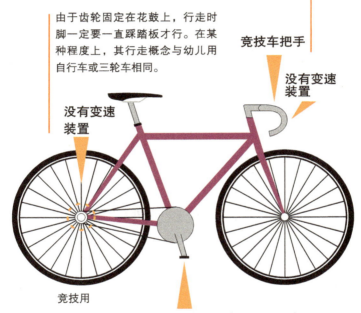

场地自行车的车把没有水平部分，全部是由曲线组成，被称为竞技车把。

由于齿轮固定在花鼓上，行走时脚一定要一直踩踏板才行。在某种程度上，其行走概念与幼儿用自行车或三轮车相同。

竞技车把手

没有变速装置

没有变速装置

竞技用

踏板＝只要逆向踩动就可以刹车

在彼此距离很近的场地自行车赛中，比赛时若碰到刹车会导致摔车事故，因此场地自行车并没有刹车，再加上场地自行车赛是以速度决胜负的比赛，保证车体更加轻盈也是场地自行车不装刹车的原因之一。

※在日本举办的场地自行车赛中，为了追求赛事的公平性和安全性，车架部分规定不能使用铁制品。

自行车的选择方法

：说的也是，女士自行车的运动效果也有极限。小瞳，你如果想利用自行车坚持减肥的话，运动量就一定要比现在大才行。在同样的运动中要消耗更多的热量，就一定要增加运动时间，因此选择比女士自行车更适合长时间运动的车款比较好。选择自行车的重点在于必须考虑使用目的、住所和使用环境等，这样才能选出最适合自己的自行车。

个人喜好对于加强运动动机而言，也是极为重要的事情。在符合条件的自行车中，选择喜欢、看起来就想骑的车款，可以说是坚持运动的关键所在。

：原来如此，虽然我觉得山地自行车看起来很时髦，也想骑一骑，不过既然这次是以长时间在公路上运动为目的，因此我还是选择前几天在路上看到的公路自行车好了。

：公路自行车很适合作为长时间骑行的减肥工具，而且骑乘者的技术越高，越能享受到骑自行车的乐趣，因此可以坚持运动下去。

：一想到接下来要骑乘的自行车，就觉得以后的运动会更有趣。一开始只是为瘦下来而选择方便进行的运动，所以才骑女士自行车的……

：骑着自行车享受微风拂面的感觉，也是这项运动的魅力所在！

第 4 章 利用自行车煅炼肌肉的方法

选择自行车的重点

■ 根据用途选择!

购物、通勤

骑车、兜风 —— 轻松

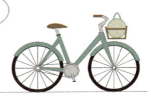
▶一般自行车(女士自行车等)

■ 根据目的选择!

享受大自然

穿越山间小路,享受大自然!

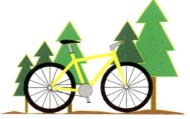
▶山地自行车

享受速度 —— 微风拂面

享受速度感与远距离通勤!

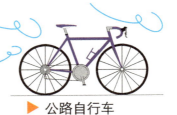
▶公路自行车

■ 配合环境!
可以装到车里带出门

山地自行车

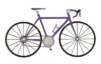
公路自行车

骑自行车时会用到的肌肉 ~1~

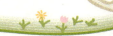

👧：买了公路自行车之后,感觉骑自行车变得更有趣了,这是一个和之前完全不同的世界。不过,偶尔骑自行车去郊外时,很容易就被其他骑公路自行车的人超越,怎么追都追不上。而且一遇到上坡就骑不动,我好想像其他人那样骑得那么轻松……

👨：小瞳,那是因为你最近为了解决减肥及运动不足的问题才开始骑女士自行车的,不管换哪种自行车,也不可能骑得比其他人快。

不过,骑自行车上坡真的很累人,比起跑步上坡,骑自行车时会用到的全身肌肉的力量。因此,最好能循序渐进地锻炼骑自行车时会用到的肌肉。锻炼全身肌肉不仅有助于减肥,也能让你骑自行车时更快更远。

👧：是否有一些简单的方法可以锻炼骑自行车时会用到的肌肉呢?

👨：那么,我先来说明骑自行车时会运动到哪些肌肉吧!一般人很容易认为只要锻炼腿部肌肉就好,但事实上骑自行车会用到全身的肌肉。为了将踩踏板时所发挥的下半身力量完完全全地传递到踏板上,上半身的力量就显得极为重要。小瞳,你在上坡时感觉特别吃力,就是因为你还没学会如何将上半身与下半身的力量结合起来。

第4章 利用自行车锻炼肌肉的方法

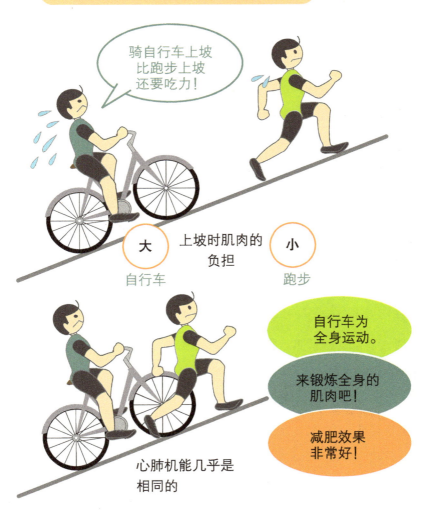

骑自行车时会用到的肌肉 ~2~

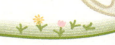

😀：为了让大家更清楚地了解，我就先从腿部肌肉开始说明吧！踩踏板的动作中会用到的腿部肌肉包括：大腿前侧膝盖以上的股四头肌，这是伸直膝关节时会用到的肌肉；从臀部后方延伸到膝盖的大腿后肌群，这是伸展股关节、弯曲膝关节时用到的肌肉；还有，臀部的臀大肌、抬起膝盖时会用到的髂腰肌等。

踩踏板时只要能巧妙地协调这些肌肉，就能发挥出转动曲柄的力量。要将下半身所发挥的力量完全地传达到踏板上，上半身的力量就显得相当重要。如果下半身施力时，出现腰部不稳、肩膀晃动等情况，下半身的力道就会流失，无法完全传递到踏板上。

因此，握车把的手臂肌肉、背部肌肉与身体的肌群一定要完美连接，并且保持上半身的稳定才行。像刚刚所说的骑自行车上坡时，背部的阔背肌、脊柱起立肌群和肱二头肌在控制车把时就显得相当重要。

😊：上半身也很重要哦！

😀：没错。这是因为骑自行车上坡时的肌肉负荷比跑步时还要大，所以上坡或是自行车加速时，上半身的拉力就会非常重要。

第4章 利用自行车煅炼肌肉的方法

下半身和上半身的肌肉作用

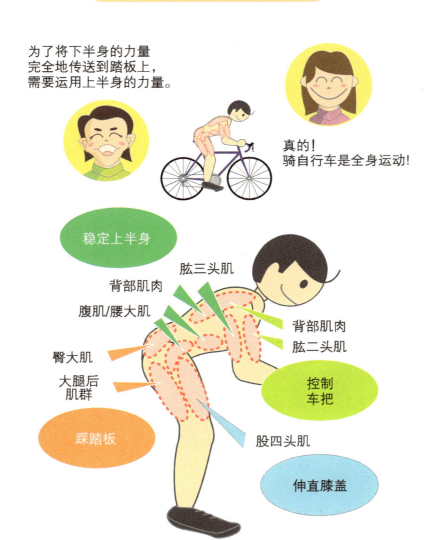

为了将下半身的力量完全地传送到踏板上,需要运用上半身的力量。

真的!
骑自行车是全身运动!

稳定上半身

肱三头肌
背部肌肉
腹肌/腰大肌
背部肌肉
肱二头肌
臀大肌
大腿后肌群
控制车把
踩踏板
股四头肌
伸直膝盖

97

骑自行车时会用到的肌肉 ~3~

：另外，坐在坐垫上骑车加速与保持一定速度时，上半身的运动方式也有些许不同。

：骑车的状态不同，用到的肌肉也会不一样吗？

：没错。虽然外表看起来是一样的，但却因为自行车目前所处的状态以及接下来要做的动作使得用到的肌肉会有所不同。

如刚才所说，在平坦的道路上维持一定的速度时，就不能像加速时那样拉紧车把，反而要带着些许往前压的感觉，踩踏板时注意腰部不要往前倾。此时，要运用到肱三头肌、胸大肌和三角肌以保持正确的姿势。

另外，站立加速也跟坐着加速时一样，背部肌肉非常重要，其中，尤其是以脊柱起立肌群的力量最为重要。为了避免身体倾斜，这个姿势也经常运用到腹肌群和腰方肌等肌肉。

：我感觉到，一定要锻炼肌肉才行。

：没错，其实不仅限于自行车，任何运动都是由肌肉带动骨骼进行的。如果不使用肌肉的话，连走路都成问题，这是理所当然的。也就是说，如果不锻炼肌肉的话，就根本无法讨论运动这件事情。

肌肉就像人体的引擎，一定要好好锻炼才行。

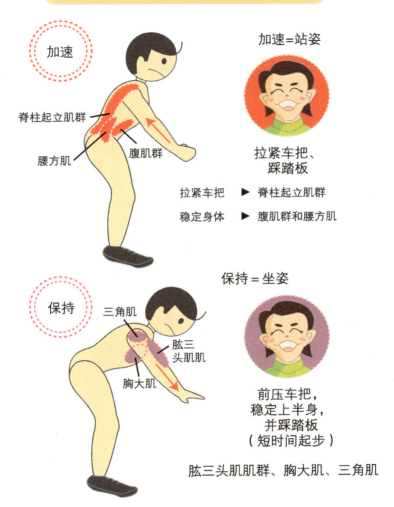

肌肉的锻炼法 ~1~

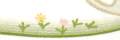

：接下来，要介绍的是可以在家里做的几个简易肌肉力量训练。

首先，就从下半身训练的代表项目——蹲踞开始。将双腿分开，与自行车两边踏板的距离同宽（鞋子宽度的1.5~2倍），将臀部降低到大腿与地面平行的位置。

此时，要注意膝盖不要超出脚尖，这样能够减轻膝盖的负担，也能针对臀部与大腿后肌群施加压力。在臀部降低的同时，双手也要大幅运动。动作的重点在于从下往上起身时要挺胸，往上站起时要拉紧腿部与背部的肌肉。

还有一点不能忘记的是不要停止呼吸。基本上，施力时要吐气，这一点相当重要。就先从连续做10次蹲踞运动开始吧！

：没想到这个动作连续做10次也是很累人的啊！

：下半身的运动每次都会用到很多肌肉，所以心跳就会加快，让人感到吃力。也正因为如此，可以为身体带来许多刺激，进而达到锻炼的目的。

大腿下蹲至与地面呈平行状态时会驼背的人，蹲得稍微高一点也没关系，不过，还是要尽量挺直背部。另外，挺胸与腰部后仰是不一样的，一定要在腰部不后仰的状态下挺胸，保持收小腹、胸部往上提的姿势，我这么说，你能明白吗？

第 4 章 利用自行车煅炼肌肉的方法

蹲踞的姿势

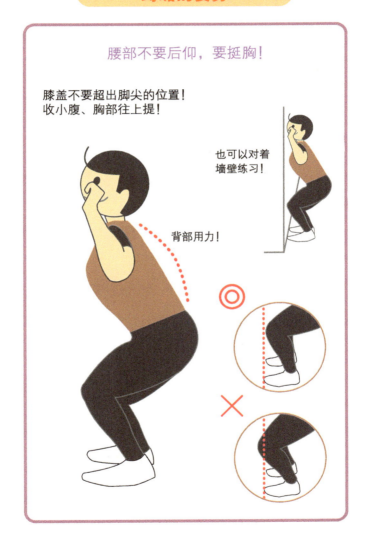

肌肉的锻炼法 ~2~

:接下来,要介绍的是可以同时锻炼到大腿后肌群、背部及臀部的Bird Dog训练法。

先摆出开始的姿势,双手双膝同时着地,双手放在肩膀正下方,膝盖位于股关节正下方。

接着,抬起左手,离地2至3厘米,同时右膝离地并伸直,待膝盖完全伸直后,保持这个姿势6至8秒,然后换右手和左膝,再做一遍,进行相同的姿势,就完成一次动作。

:这个动作不会对腰部造成负担,还能锻炼到背部、臀部以及大腿内侧,好像很有效呢!

:即使是腰不好的人也能做这个动作,这是一种很安全的训练方式,而且也能确切地刺激到想锻炼的肌肉,可以说是最适合推荐给初学者的锻炼身体内部肌肉的训练方式了。

:之前我都以为这类的训练方法很难呢。

:由于在家中独自练习时旁边没有人帮忙确认姿势正确与否,因此以简单安全的类型为佳。进行困难的训练方式,很容易姿势不正确,还是轻松简单的类型较容易坚持下去。

Bird Dog 训练法的动作

可以锻炼大腿后肌群、背部和臀部!

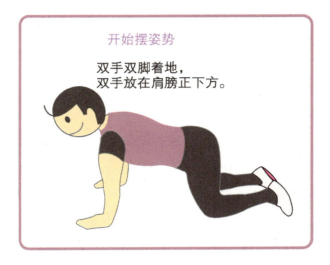

开始摆姿势

双手双脚着地,双手放在肩膀正下方。

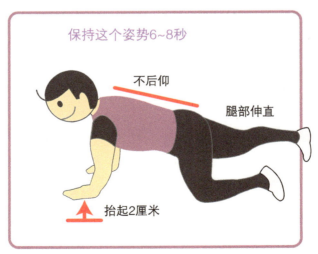

保持这个姿势6~8秒

不后仰

腿部伸直

抬起2厘米

肌肉的锻炼法 ~3~

:接下来,要做的是腹肌运动。初学者以及腰不好的人,最好不要做请人固定双脚的仰卧起坐。我现在就来介绍对腰部负担较少的腹肌运动。首先,仰躺在地面上,立起单边膝盖,然后将一只手稍微插进腰下处,以维持仰躺时自然产生的腰部弧度,接着将胸部到头顶部分视为一体,将肩膀稍微抬离地面。此时,颈部不能弯曲,不能看到腹部。虽然这个姿势看起来不怎么厉害,但其实可以充分地刺激到腹肌。刚开始做的时候会觉得颈部前方很用力,但很快就会习惯,不用担心。

:我感觉到腹肌用力了,而且颈部前方也在施力。可是,不坐起来真的可以锻炼到腹部吗?

:请人固定双脚并屈膝抬起上半身的仰卧起坐比较适合有运动习惯的人,而我现在介绍的腹肌运动,由于不用弯起腰身,对于腰部的负担较小。

:原来腹肌运动也有各种类型呢!

:没错,这类运动就和选择自行车是一样的,即使要锻炼相同的部位,也要配合运动目的与个人状况,根据需要来改变运动形态和动作。另外,如果运动方式错误的话,不仅完全没有效果,甚至可能会让身体受伤,关于这一点,我稍后再做说明。总而言之,运动时要十分小心。

腹肌运动的动作

无需弯腰起身，对腰部负担较小的腹肌运动！

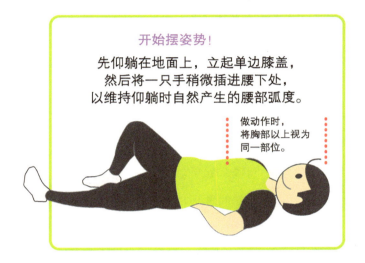

开始摆姿势！

先仰躺在地面上，立起单边膝盖，然后将一只手稍微插进腰下处，以维持仰躺时自然产生的腰部弧度。

做动作时，将胸部以上视为同一部位。

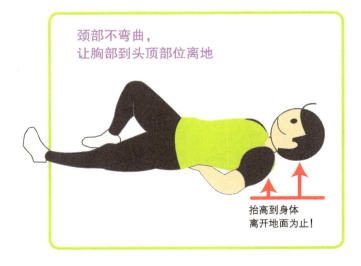

颈部不弯曲，让胸部到头顶部位离地

抬高到身体离开地面为止！

肌肉的锻炼法 ~4~

：接着要介绍的是锻炼胸部和手臂外侧的训练方式。

这个运动就是存在已久、大家耳熟能详的"俯卧撑"的简易版，平时没有运动习惯的人及女性都能轻松进行，因此在这里要介绍给大家。

膝盖着地，双手放在略低于肩膀、手肘正下方的位置，从双手双脚着地的姿势开始。

在做这个动作的时候，如果双手太靠近身体的话，就无法刺激到胸肌，因此在摆姿势时要多加留意。至于手肘的位置，最好是在小于身体中心与双肩交汇线的5°至10°处，并将手置于其正下方，这样一来对于胸部的刺激将会更大。不过，如果是肩关节较硬的人，可以不要勉强。

然后从这个姿势慢慢地靠近地板，由于有膝盖支撑，因此这个动作会比正常的俯卧撑要轻松一些。

：这个动作我也做得到。

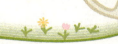：行有余力的人可将膝盖位置再往下方移动一些，这样的话负荷将会更大，可以配合自己的状况加以调整。这个动作以15～20次为一组，刚开始以2～3组为目标，等驾轻就熟之后，再伸直膝盖，进行正常的俯卧撑运动。

第4章 利用自行车煅炼肌肉的方法

膝盖着地的俯卧撑

没有运动习惯的人及女性都可以轻松完成！

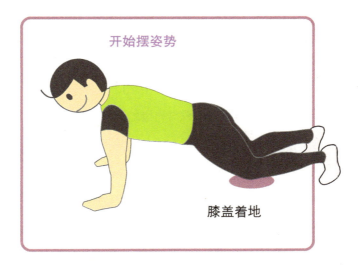

开始摆姿势

膝盖着地

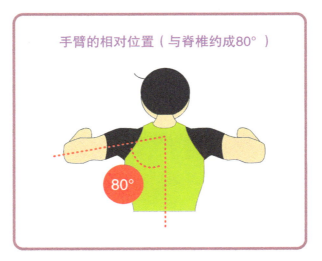

手臂的相对位置（与脊椎约成80°）

80°

什么是配合目的的训练法

👧：我只做了一些肌肉训练，就觉得身体变得轻盈了！

👨：刚才介绍的都是一些适合初学者的课程，因此一定要坚持锻炼到驾轻就熟为止，然后再慢慢地提高难度，正确了解各部位的肌肉及运动方式，就能进展到各种类型的训练课程中。

👧：自行车的训练也会根据不同的目的而有不同的方法吗？

👨：由于训练的方法通常都是配合运动目的来进行设计的，因此当然会有效果各异的训练法喽！

让我来稍微讲解一下最具代表性的训练方式吧！首先是要花长时间进行的长距离慢跑训练法（long slow distance training）。一般认为这类运动可以提高循环机能，并有效燃烧脂肪。这就是我们之前所说的，将运动强度设定在有氧系统运行的范围内，并尽量长时间持续运动。小瞳，你这次的减肥计划也是以这个方法开始的。

接下来还有间歇训练法（interval training），这是结合高强度运动与短暂休息，并且进行重复的运动。众所周知，间歇训练法是难度很高的训练方式。

第4章 利用自行车煅炼肌肉的方法

训练的目的与方法

■ 远而慢的长距离训练法

目的：提高循环机能，有效燃烧脂肪
方法：将运动强度设定在有氧系统运行的范围之内，并尽量长时间持续运动

轻松地骑自行车！　　长时间

轻松慢跑！　　长时间

短时间　✕　由于高强度运动无法长时间持续进行，因此不适合远而慢的长距离训练法。

■ 间歇训练法

目的：提升较高速的耐力、锻炼极速的持续力。
方法：重复高强度运动与短暂休息相结合

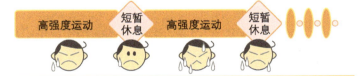

高强度运动　短暂休息　高强度运动　短暂休息

■ 循环训练法

目目的：大量刺激肌肉和循环机能，以锻炼全方位体能为目的的训练法
方法：交替重复轻负荷肌力训练和有氧运动

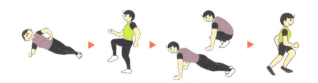

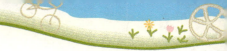

：我光听就觉得很辛苦了。

：这种训练法也一样，随着主要采用的能量供给系统的改变，运动强度和休息时间的组合方式也会改变。

虽然这种训练法与间歇训练法一样，都是融入休息时间的训练方式，但是还有另一种以提高冲刺能力为目的的重复训练法（repetition training）。这也是结合高强度运动和休息时间的训练法，但其效果却与间歇训练法截然不同。

这个运动与间歇训练法最大的不同点在于休息时间较长，借助充分的休息来消除前一项运动的疲劳，再进行强度较高的运动。这样一来，就能不断重复高强度训练，并能集中强化速度与力量。

：原来，休息时间的长短也会改变运动的效果！

：接下来，要介绍的是循环训练法（circuit training）。这是大量刺激肌肉与循环机能，以锻炼全方位体能为目的的训练法。无论在保持健康还是在帮助减肥方面，循环训练法都可以说是颇具成效的训练方式。

除此之外，还有以锻炼肌肉为目的并借此提升肌力的重量训练法（weight training）。肌肉是所有运动的原动力，所以一定要好好锻炼才行。

训练的目的与方法

■ 重复训练法

目的：实现高强度训练，强化速度与力量
方法：组合高强度运动与足以消除疲劳的
　　　长时间休息，重复进行

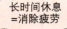 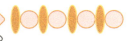

■ 重量训练

目的：提升骨骼和肌肉的机能，强化速度和力量
方法：使用哑铃或杠铃等重物，让肌肉承受重量
　　　在日常生活中不会有的负荷

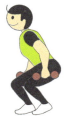
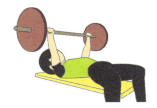

哑铃　　　　　　　　杠铃

■ 松本式重量转换训练（请参照P200）

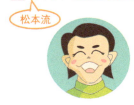

1）抑制血压过度上升
　→老年人也能进行的安全训练！
2）搭配专业项目的动作（动作类型）
　→以有效提升运动表现为目的

III

如果是运动员，可以根据自己的专业项目，配合运动中所需力道的特色来加以锻炼，提升运动表现。除此之外，最近也有许多老年人为了过上活力十足的晚年生活，重新认识到了锻炼肌肉的重要性。

小瞳，正如我在第1章中所说的，像你这样的普通人，为了减肥并保持健康，也一定要好好锻炼肌肉才行哦！

：哇！原来训练方法也有这么多种啊！锻炼肌肉的好处真的很多呀！我之前都不知道有这么多的训练方法。

：正如我之前所说的，根据不同的运动目的，训练内容和方法也会有所不同。不论是多棒的训练方法，如果只有一种的话，无法完全锻炼运动中所需的要素。虽然有点涉及专业方面，不过运动员都是巧妙结合这些训练法来强化运动能力，把身体调整到比赛状态的。

：也就是说，只要组合各种训练方式就能达成目的对吧！像我这种外行人，还以为只要好好做一种训练就能达成目标……看来为了能有所成效，还是要有正规的训练方式才行啊！

这次我已经学会肌力训练的方法了，我一定会持续进行的。另外，组合不同的训练法，也能转换心情，以便长久地坚持下去。

第 4 章 利用自行车煅炼肌肉的方法

根据目的不同，训练方法也会改变！

只是活动身体、随意锻炼是不够的！根据目的不同，训练方法也会改变！

目的：提高循环机能，有效燃烧脂肪
　　→远而慢的长距离训练法

目的：提高循环机能，锻炼速度耐力
　　→间歇训练法

目的：锻炼全方位体能
　　→循环训练法

目的：强化速度与力量
　　→重复训练法

目的：强化速度与力量
　　→重量训练

目的：不造成血压负担的安全运动，学会有效地施力
　　→力量转换训练

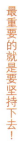

最重要的就是要坚持下去！

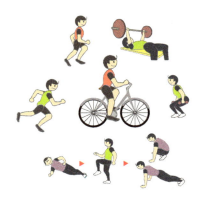

组合各种训练方法，适时转换心情并达成目的，才是最有效的方式！

column

肌肉会变成脂肪?!

我跟女性朋友聊天时,经常会听到她们说,"我很容易长肌肉"或"我的肌肉变成脂肪了"等说法。

其实,这些话有很大的错误,肌肉发达是因为受到雄性激素的影响,由于女性的雄性激素比男性少,因此女性的肌肉不太容易发达。

我还是一名运动员的时候,每天要做3小时的重量训练,而我对重量训练的知识已经足够让我开个健身房了,即便是如此,我也很难锻炼出理想的肌肉。也就是说,光靠在健身房做一些运动是不可能让肌肉发达的,因此女性朋友们完全不需要担心。

那些表示自己的肌肉突然变得发达的人,我想是因为运动之后乳酸等物质积累在肌肉中,而使肌肉膨胀所致。

还有另一件事就是,肌肉是不会变成脂肪的。

肌肉是由肌肉细胞组成的,而脂肪是由脂肪细胞组成的。也就是说,肌肉和脂肪是由两种不同的细胞组成的,因此绝对不会互相转化。成年之后,人的细胞就不会再增加了,只会变大或者变小而已。

一般的所谓肌肉变成脂肪的说法,其实是指因为运动不足而导致肌肉体积变小,脂肪细胞吸收脂肪而体积变大的情况。为了避免发生这样的情况,一定要刺激肌肉细胞,并坚持运动,避免脂肪细胞变大。

第5章

目标体脂率20%
（男性15%）的循环训练

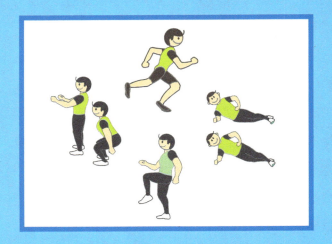

成功地养成运动习惯之后，接下来就要设定更高的目标。为了自己的身体着想，再融入一些可在短时间内锻炼身体的循环训练，可达到提升体能的目的。

目标就是让脂肪变少！

:到目前为止，我已经简单地说明了训练的基础知识以及适合初学者的训练方式，你都清楚了吗？

:是的，我大概都了解了。这次，我学到了好多东西。我第一次发现，如果只是随便做做运动的话，是不会产生效果的。

:是的。各种训练方法都是有其科学根据的。如果不了解这些原因而只是一味地运动的话，是很难展现出效果的。

不过，既然现在对运动已经有了一定了解，接下来应该设定正确的目标并进行训练才对。

在日本，考虑到医疗保险和社会保障，万一得了生活习惯病或身体不好的话，在经济上可能会对你造成相当大的负担。所以，在此还是要从预防生活习惯病的成因——肥胖的观点，来进一步达成减少脂肪的目标。说到这里，你知道体内的脂肪达到百分之几就算是肥胖吗？

:我想30%以上应该算是肥胖吧？

:那是针对你这样的成年女性而言。如果是成年男性的话，超过20%就算是轻度肥胖了。右页的图表是根据年龄和性别进行分类的人体脂肪表，请与自己的体脂率做比较，并努力控制体重吧！

第 5 章　目标体脂率 20%（男性 15%）的循环训练

身体脂肪与肥胖的判定

性别	年龄	轻度肥胖 体脂率/%	肥胖 体脂率/%	极度肥胖 体脂率/%
男性	12~14	20	25	30
	15~18	20	25	30
	成人	20	25	30
女性	12~14	25	30	35
	15~18	30	35	40
	成人	30	35	40

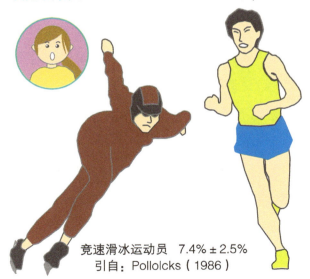

运动员
真是不简单啊……

长跑运动员　4.7%±3.1%
引自：pollolcks（1977）

竞速滑冰运动员　7.4%±2.5%
引自：Pollolcks（1986）

为了自己的将来！

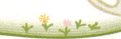

👧：不过，将来社会保障的负担真的会那么大吗？

👨：从现在的趋势来看，几乎可以预测到今后个人的医疗费负担将会越来越大。据说，日本的人口也将从2007年的1.28亿变成2055年的9 000万，而65岁以上人口的比例，则将从1∶5倍增至1∶2.5（引自2007年版《少子化白皮书》）。

从这一点来考虑医疗费与社会保障的将来，不管是对于个人还是对于国家而言，永远保持健康绝对是最有利的。

生活习惯病的病情逐渐加重而必须就医时，生活习惯与饮食内容一定会受到限制，而且会花费很多的钱。除了诊疗费和医药费不容小觑之外，等待诊疗与拿药的时间也是一个很大的问题。假设每周上一次医院，从挂号到领药回家的过程要花上3个小时的话，可以说每年花在医院的时间大约就有一个星期了。如果再加上往返于医院的时间，因生病而浪费的时间就更多了。

人的一生中绝对不会增加，也无法重来的东西就是时间，由此可见，时间比任何东西都要重要。与其将时间花在去医院看病上，不如利用这些时间去自己喜欢的地方，吃自己喜欢的东西，这样的生活一定会让你更加开心。

因此，每个人都要用心维持，并增进身体的健康才行。

第 5 章　目标体脂率 20%（男性 15%）的循环训练

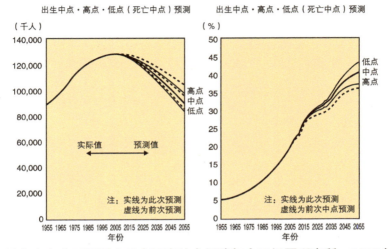

日本未来人口预测（日本国家社会保障与人口问题研究所，2006）

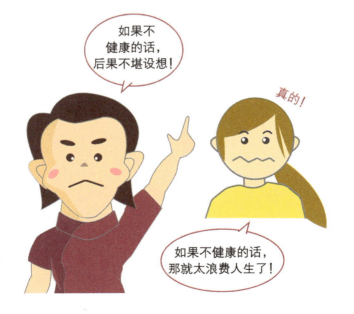

目标体脂率20%（男性15%）

：听你这么说，我更想努力运动了。

：既然这样，你就将体脂率的目标设定为20%吧！

：体脂率设定为20%吗？对我而言，这个目标会不会太高了点？

：没问题的。照目前的状况继续努力下去的话，很快就会达到目标了。目标最好设定得高一点，设定一个只要好好努力就能达成的目标，成功时的喜悦更是无可比拟的。

在过去的训练课程中加上新的训练法，并且注重饮食的摄取方式，你就能达到理想目标了。

：我知道了。为了自己的将来，我会认真地努力，朝着目标迈进。

：不过，如果今后正式以公路自行车进行训练的话，就一定要提升各种身体机能才行。

：要怎么做才能提升呢？我最近工作很忙，没有时间运动啊！

：想要在短时间内见效，是吗？有一种训练方式最适合这种情况了，那就是循环训练法。

第 5 章 目标体脂率 20%（男性 15%）的循环训练

将目标设定的 **体脂率 20%**（**男性 15%**）稍微高一点！

- 只要制定计划，好好努力就能达成！
- 训练方式和饮食方式都要注意！
- 努力了解自行车的相关事宜！
- 学会在短时间内见效的训练方法吧！

公路自行车比起一般自行车（女士自行车等）
- 骑车姿势往前倾
- 重量只有一半
- 轮胎宽度只有一半
- 轮胎气压为2倍
- 速度为3~4倍

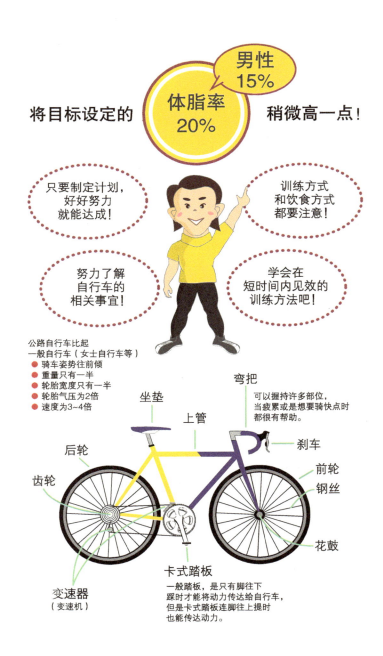

坐垫
上管
弯把：可以握持许多部位，当疲累或是想要骑快点时都很有帮助。
刹车
前轮
钢丝
花鼓
后轮
齿轮
变速器（变速机）
卡式踏板：一般踏板，是只有脚往下踩时才能将动力传达给自行车，但是卡式踏板连脚往上提时也能传达动力。

121

循环训练法 ~1~

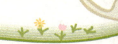

: 那么,为了达到体脂率20%的目标,我要介绍的就是最适合你的循环训练法。

这种训练法是将之前提到过的肌力训练与有氧运动交互进行的方法。将不同类型的训练法组合在一起,中间不休息,就能充分刺激循环系统(心脏和血管)与肌肉。

: 感觉好像很累人。

: 不过,一组动作只要3至5分钟就能消耗很多热量,不仅能减肥,还能提升全身的耐力,我认为这是最适合平时忙碌、没有时间的人进行的训练了。

: 如果能在这么短的时间内看出效果的话,就算是辛苦一点我也会努力去完成的。

: 虽然独立进行每一种运动的效果不大,但将它们组合在一起却能锻炼出全方位的体能。

将这种训练当成提升自行车减肥效果的辅助运动,成效是相当明显的。

接下来,我就来介绍循环训练法中的运动吧!

第 5 章 目标体脂率 20%（男性 15%）的循环训练

何谓循环训练？

交互进行有氧运动与肌力训练的运动

结合不同类型的运动且中间不休息，就能充分刺激循环系统（心脏和血管）与肌肉！

一组动作只要3~5分钟！是最适合忙碌没时间的人进行的训练！

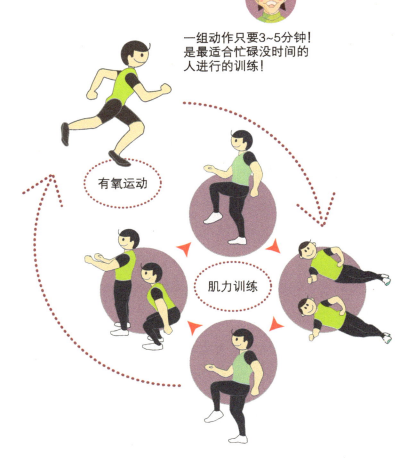

123

循环训练法 ~2~

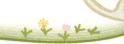

👨：这次要介绍的是，针对想要持续一定程度的自行车运动的人的循环训练课程。当然，在进行循环训练之前，一定要记得先做热身运动哦！我之前也说过，要先以骑自行车或走路的方式提高肌肉的温度，之后再伸展全身。像这样先做好准备再开始运动，从运动的安全性方面来说，是非常重要的。

👩：好的，我记住了。

👨：那么，我先要介绍的是利用自己的体重来进行的蹲踞运动，这也是专为自行车运动所设计的训练。

先将双脚分开与股关节同宽，两脚脚尖平行，保持此姿势做伸屈运动，膝盖不可超出脚尖的位置。

双手也要配合伸屈动作来活动全身。蹲下时将重心移至脚跟，起身时将重心移至拇指球鱼际隆起处。

在针对自行车运动所做的训练中，下蹲深度的标准为大腿与地面平行，如果蹲下时腰部向前弯的话，只要在腰部不弯曲的范围内下蹲即可。最初可从6~8次开始。

👩：这个动作你以前就教过我了，一开始虽然很难，但开始之后我都坚持运动，所以现在可以轻松完成了。

👨：看来你做得很轻松。不过，循环训练是由好几个运动组合而成的，所以接着我要来介绍下一个运动。

第 5 章 目标体脂率 20%（男性 15%）的循环训练

蹲踞的动作

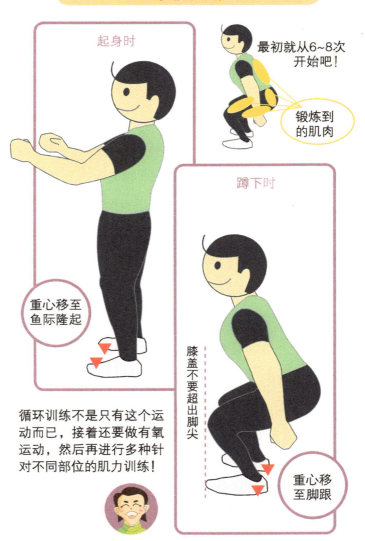

循环训练不是只有这个运动而已，接着还要做有氧运动，然后再进行多种针对不同部位的肌力训练！

125

循环训练法 ~3~

😊：这次在各项运动之间,我采用原地踏步运动将各项运动加以分隔。其实像这种丰富的变化组合正是循环训练的特色。接下来,我要介绍的是各种运动的组合。

还不习惯循环训练时,不妨把原地踏步当成间歇性运动,一边做好下一个运动的准备,一边锻炼心肺机能。这个动作只是在原地大幅摆动手臂并踏步而已,非常简单。

虽然这是很简单的运动,但也不能因为简单就随便敷衍,一定要确实做好每个动作才行。这个运动的重点就是要在最大的可动范围内摆动手臂,大腿则要抬高至与地面平行的位置,呼吸也要配合节奏完成动作。

😊：在每个运动之间都要做原地踏步吗?

😊：没错,一开始以原地踏步20次为一组。

😊：实际上,好像比我刚才想象得还要轻松!

😊：我才介绍了一点点而已,其实循环训练并没有那么轻松哦!循环训练最重要的就是要确实地做好每一个运动,做基本动作时绝对不能偷懒。

如果只是随便做做的话,就无法刺激到想要锻炼的肌肉了。即使难度越来越大、越来越吃力,也要先有做好每个动作的决心才行。

原地踏步

把原地踏步当成间歇运动！

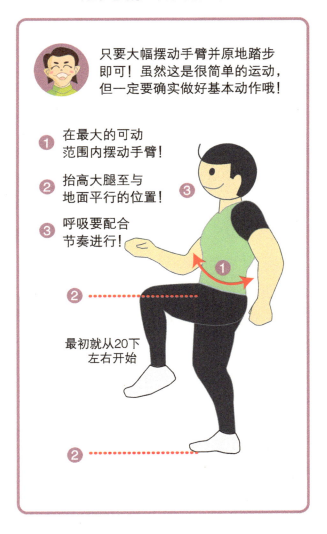

只要大幅摆动手臂并原地踏步即可！虽然这是很简单的运动，但一定要确实做好基本动作哦！

❶ 在最大的可动范围内摆动手臂！

❷ 抬高大腿至与地面平行的位置！

❸ 呼吸要配合节奏进行！

最初就从20下左右开始

循环训练法 ~4~

:接下来,要进行的是Bird Dog训练法。

:这个动作我之前也学过了,从那之后我就很努力地坚持练习!

:我之前教的是入门篇,是适合初学者以及腰不好的人所做的动作。这次所教的内容难度较高,一定要百分之百地注意姿势才行哦!

以前教过的动作是单脚往后伸直,另一边的手要离地,保持相同的姿势而已,这一次则是要将手往前伸直,以擦拭地板的姿势,将手滑向前方,假设将右手伸向前,左脚就要同时往后伸直,重点就在于腰部绝对不能往下掉。

在这个运动中,如果手脚抬得太高的话,对腰部的负担就会很大,因此只要保持手臂、腿部与背部呈直线即可,绝对不要将手脚往上抬高哦!

:只是稍微改变一点,对背部的刺激就截然不同!

:像这种仅靠自己的身体就能做的运动都是经过设计的,只要运动时保持正确的姿势,就能刺激到想要锻炼的部位,因此做这类运动时,最重要的就是要保持正确的姿势。

:感觉好像越来越吃力了……

:不要休息,接着进入下一个运动喽!

Bird Dog 的动作

手臂、腿部与背部要呈直线!

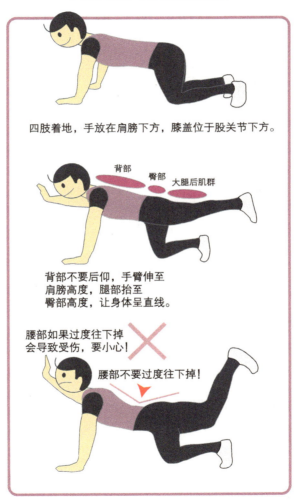

四肢着地,手放在肩膀下方,膝盖位于股关节下方。

背部　臀部　大腿后肌群

背部不要后仰,手臂伸至肩膀高度,腿部抬至臀部高度,让身体呈直线。

腰部如果过度往下掉会导致受伤,要小心!

腰部不要过度往下掉!

循环训练法 ~5~

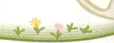

👨：接下来，要介绍的是侧躺桥式运动，这是锻炼对于稳定腰部位置相当重要的腰方肌、腹斜肌等肌肉的训练法，对于改善腰痛也十分有效。

首先，侧躺在地上，手肘放在肩膀正下方，撑住地面，然后将位于上方的那只脚放在前面。从这个姿势开始，将身体往上抬，使全身呈直线。重复这个动作，就能锻炼到能稳定体感的重要肌肉了。

左右各做10次后，接着再做原地踏步。

👩：这个动作一不小心就会往前倾……

👨：必须要在身体前方与地面保持垂直的状况下，让腰部上下移动。若不注意，很容易就会往前倾或往后仰，因此做动作时一定要注意姿势。不过，由于运动本身相当简单，只要抓住重点就能轻松完成。

接下来是使用全身进行的蹲踞伸腿训练，循环训练必须连续运动下去，你应该开始觉得累了吧？

👩：是的，我的确觉得累了，不过还是不能休息吧？

👨：没错，接着进行蹲踞伸腿训练。

侧躺桥式的动作

侧躺桥式训练法也是强烈推荐给腰痛者的训练法!

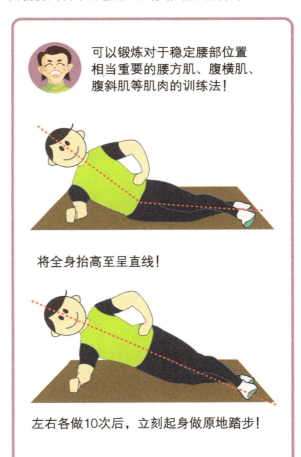

可以锻炼对于稳定腰部位置相当重要的腰方肌、腹横肌、腹斜肌等肌肉的训练法!

将全身抬高至呈直线!

左右各做10次后,立刻起身做原地踏步!

循环训练法 ~6~

👨 ：蹲踞伸腿的完整动作为：身体蹲下，双手张开比肩膀稍宽，放在地面，伸直背肌与腿部后，再将腿部收回至双手位置，然后起身站立，站稳后再立刻重复这一连串的动作。从站姿、双手撑地、伸直身体到再度站立，这一连串的动作为一个完整动作。

做这个动作时，要注意一连串动作的折返点，也就是手脚着地时，腰部绝对不可以往下掉。腰部往下掉，就会加剧腰椎前弯的倾向，可能会导致腰痛，因此一定要注意。这个动作就先从做6~8次开始吧！

👧 ：老师，我已经喘不过气来了，感觉好吃力哦……

👨 ：循环训练的特点就是会一直维持在略微吃力的状态，你已经越过前半段的难关了，再加油一下吧！

接着继续说明，做完蹲踞伸腿训练后，当场进行原地踏步，然后接着做V字形仰卧起坐。

👧 ：还要继续做吗？

👨 ：V字形仰卧起坐的特点在于需要用到平衡感，因此不仅能锻炼到肌力，同时还能锻炼到全身动作的综合能力。

第 5 章 目标体脂率 20%（男性 15%）的循环训练

蹲踞伸腿的动作

肩膀、腿部与背部线条要呈直线！

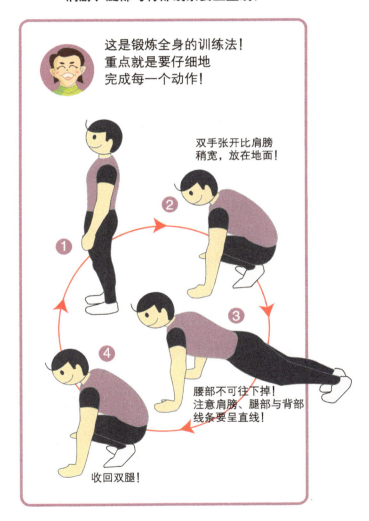

循环训练法 ~7~

：V字形仰卧起坐主要是使用腹直肌和髂腰肌的运动，就像刚刚所说的那样，进行V字形仰卧起坐时一定要保持全身的平衡。

先仰卧在地上，弯曲膝盖并抬起双脚，同时抬起上半身，将腿部与上半身拉近至双手可以握紧的程度。

：怎么感觉抬起上半身与抬腿的时机配合不起来呢！

：刚开始做这个动作时，经常会发生这种情况，这是因为它与一般的以前倾后躺为主的仰卧起坐不太一样。

先将上半身稍微往上提起，然后将注意力集中在腿部的上下移动上，上半身只要配合腿部动作即可，这样就会比较容易了。

：哎呀，这个很难做！啊！没想到一专注，突然就学会了！只要抓住诀窍，其实并不难！

：像这中需要保持全身平衡感的运动，只要多练习几次就能掌握诀窍，也就能轻松做到了。

这个动作先以10次为一组，做完后再开始原地踏步。原地踏步也是训练的一环，一定要用正确的姿势哦！

第 5 章 目标体脂率 20%（男性 15%）的循环训练

V字形仰卧起坐的动作

主要使用腹直肌和髂腰肌的运动

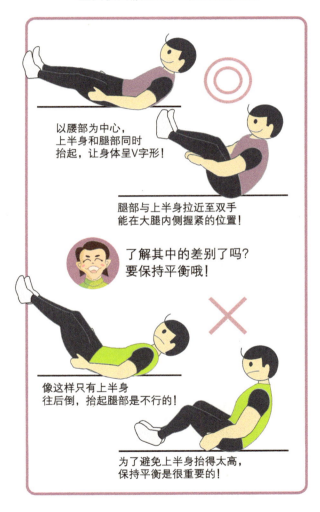

以腰部为中心，上半身和腿部同时抬起，让身体呈V字形！

腿部与上半身拉近至双手能在大腿内侧握紧的位置！

了解其中的差别了吗？要保持平衡哦！

像这样只有上半身往后倒，抬起腿部是不行的！

为了避免上半身抬得太高，保持平衡是很重要的！

135

循环训练法 ~8~

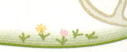

:接着就是前弓箭步训练,为了在踩踏板时能巧妙运用到股关节周边的肌肉,这个运动是非常重要的。

要做这个运动必须充分理解我接下来说明的重点,做动作时也要意识到正在使用的肌肉,是否就无法刺激到想要锻炼的股关节周边的肌肉,反而会刺激到膝盖上方的肌肉,所以要相当小心才行。

:感觉好难哦……

:没问题的。先双手叉腰站好,保持这个姿势,然后尽可能地往前踏一大步,脚着地后不要刻意弯曲膝盖,而是要将注意力放在臀部的下移动作上面,将臀部降低至大腿与地面平行的位置。此时的重点就是膝盖不能超过脚尖,等习惯后,如果能让膝盖停留在不超过鱼际上方的位置,就更能刺激到大腿后肌群与臀部了。

之后,挺胸并往后收回到开始姿势,恢复姿势时如果能意识到背部、臀部与大腿后肌群并扩展股关节的话,就能完成运用股关节的前弓箭步训练了。

:一开始只有大腿前方会酸痛而已,但依照老师的说明重复这个动作后,果然有刺激到臀部和大腿后肌群的感觉了。

前弓箭步的动作

锻炼股关节周边的肌肉吧!

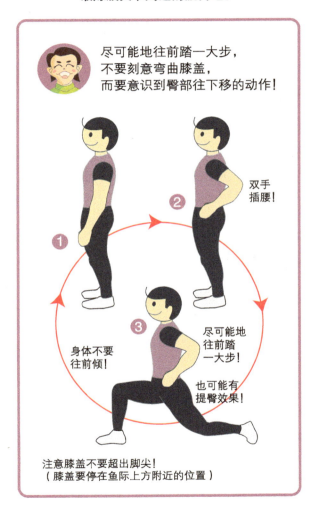

循环训练法 ~9~

：最后一个课程就是俯卧撑了。

在做俯卧撑时，双手刚开始放的位置与我之前说过的膝盖着地俯卧撑相同，手肘的位置不要超过两边肩关节的延长线，否则可能会引起肩痛。不过，如果手肘分开的角度不够，又会只刺激到手臂的肌肉而无法锻炼到胸大肌，因此这个项目相当讲究正确的姿势。总而言之，一开始请将手肘放在低于双肩延长线10°左右的位置，双手撑住地面，这就是这个运动的基本位置。

接着再挺直背部，双脚并拢伸直，摆好开始的姿势。这时要注意背部不要过度后仰。背部过度后仰会对腰部造成负担，这一点在其他项目中也是一样的。

训练的大前提就是不要受伤，因此注重这些细微的姿势也是很重要的事情。另外，以正确的姿势训练，是获得效果的关键所在。

：原来有没有注意到这些小地方，也会关系到运动伤害和影响训练的效果啊！果然不能随便做做就行啊！

俯卧撑的动作

重点在于腰部不能过度后仰

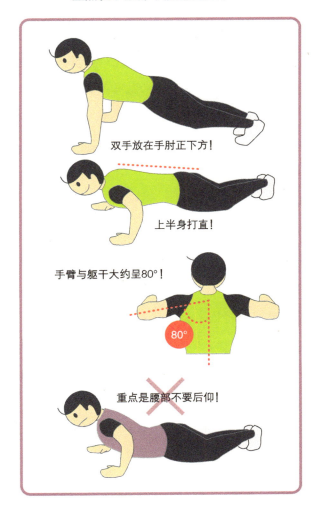

循环训练法 ~10~

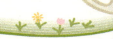

:我已经说明完各种运动了,现在再重新整理一下吧!根据各项目指定的次数(根据项目的不同,先从6~10次开始)来做,两项训练之间不要休息,以20次原地踏步为间隔交互进行。

原地踏步→蹲踞(6次)→原地踏步→Bird Dog(12次)→原地踏步→侧躺桥式(左右各10次)→原地踏步→蹲踞伸腿(6次)→原地踏步→V字形仰卧起坐(10次)→原地踏步→前弓箭步(12次)→原地踏步→俯卧撑(6次)→原地踏步,以这样的顺序来做循环训练。最好将刚开始做一遍时花费的时间记录下来。从循环训练中做相同项目、相同次数时花费的时间变化,就能掌握训练的效果。等到习惯之后,除了原地踏步之外,可以稍微增加其他项目的重复次数,等到每个项目的重复次数增加到15~20次也觉得很轻松,并且运动时间也缩短了之后,就可以进行我接下来要介绍的特别课程了!

:刚开始的两种运动还可以轻松完成,但从蹲踞伸腿训练之后就突然觉得好吃力哦!

:由于重复次数较少,所以会觉得很轻松,但是如果完全不休息而持续运动的话,就会慢慢觉得吃力了。

:可是我还是觉得喘不过气来,好像在短时间内做了好多运动一样。

第 5 章　目标体脂率 20%（男性 15%）的循环训练

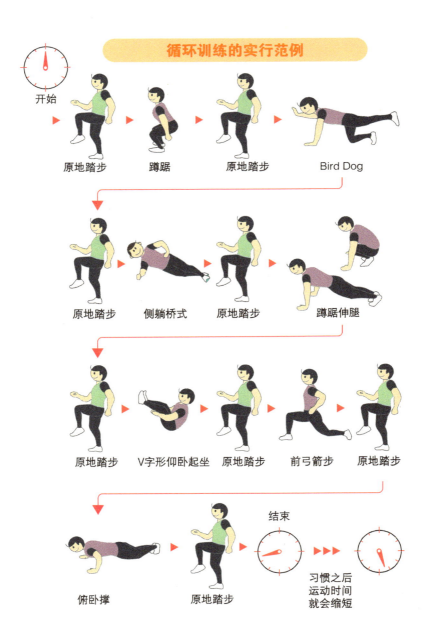

循环训练法 ~11~

😊：我想你应该已经习惯循环训练了，现在就在训练中加入自行车运动吧！

😊：什么！要将一开始介绍的自行车运动融入到循环训练中吗？

😊：虽然自行车不能在家里做，不过短时间骑自行车能有效提升循环训练的减肥效果哦！不要穿公路自行车专用鞋，只要穿运动鞋就行。

首先要骑自行车热身一下，一如往常骑15至20分钟，让身体暖和起来即可，然后把自行车停在公园或停车场，做一些伸展运动，稍微放松一下身体。到此为止，都与之前介绍的运动相同，接下来，将课程中原来的原地踏步，换成骑1至3分钟的自行车。

尽量把自行车的齿轮设小一点，骑车时也不要全力冲刺。做20下蹲踞运动后就立刻骑自行车绕公园一圈，接着再立刻做侧躺桥式，就这样将自行车运动融入循环训练中，与肌力训练交替进行。

每次做训练时最好能测量一下时间，如果想要缩短时间，势必得提高骑车速度，不过绝对不可因此而提高齿轮比。这样就能轻松享受运动，并能在短时间内展现训练效果了。

😊：老师，这样要缩短时间真的是很辛苦呀！

第 5 章　目标体脂率 20%（男性 15%）的循环训练

使用自行车的循环训练实行范例

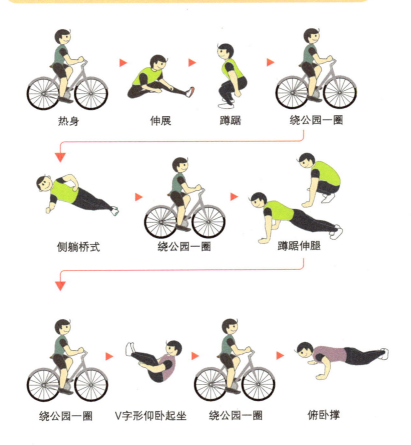

column

肌力强化

在运动员中,也有一些人是完全不做重量训练的,不过,拿筷子、穿衣服、打棒球等所有的动作都是借助收缩肌肉、活动骨骼来进行的。也就是说,要在运动中发挥必要的力量,肌肉是非常重要的器官。如果把肌肉比喻成汽车零件的话,那就相当于引擎。

要把汽车的车速改造得更快,就一定要提升引擎的马力,想要在运动时跑得更快、把球扔得更远,就一定要提升运动时相关肌肉的肌力。

到目前为止,一提到提升肌力,大多数人都会想到肌肉的绝对收缩力,也就是最大肌力。不过,在实际运动中就算能慢慢地发挥出最大力量,也不见得有效。

因此,有些运动员认为重量训练并不见得能提升比赛成绩。要提升效果,就一定要配合该项运动所需力量的特点加以强化,这一点相当重要。

以铅球运动为例,其所需的力量就是让已经在快速旋转的铅球转得更快。如果是跳跃竞技运动,在落地的瞬间需要极速的肌肉出力,以便将力量传达到地面。为了满足这类力量的物理特性,达到强化肌肉出力的目的,力量转换训练就出现了。

第6章

公路自行车的
选择方法与组装方法

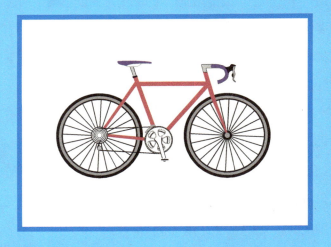

笔者以顶尖自行车赛车手的身份，根据自己的经验，为读者解说第一次选择公路自行车时的重点以及详细的组装方法。只要融会贯通并加以实践，绝对能让你在骑自行车时有不同的感受。

购买自行车时的注意事项

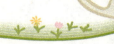

：循环训练真的好累哦！我最近比较有空，想骑公路自行车到远一点的地方，但骑车时总是觉得有些怪怪的，感觉自己骑自行车的技术好像还不够成熟……

：女士自行车与公路自行车虽然都是自行车，但却是完全不同的自行车车款。由于它们原本的使用目的就不同，所以骑自行车时姿势当然也是不同的。就连零件和材质也是截然不同的。

我想你已经习惯骑自行车了，因此有必要来了解一下公路自行车的组装方法。

：我直接从我家附近的自行车店买来自行车就开始骑了，买的时候因为赶时间，所以没有请店员详细说明。

：因为你本来就是以减肥为目的开始骑自行车的，所以没有什么自行车的相关知识。在购买自行车时，如果有时间的话，最好仔细地请店员解说，与店家混得熟一点。

与店员熟识的话，以后如果有任何问题也能毫无顾忌地请教，因此就算是已经买了自行车，还是建议你经常去自行车店晃一晃哦！

：说到这一点，自行车店里好像真的总是有很多常客呢！

第 6 章　公路自行车的选择方法与组装方法

与自行车店的店员搞好关系

一开始要先……

轻松地和店员讨论自行车的相关问题及预算！

寻找离自己家或公司较近的自行车店！修理或更换零件时也很方便！

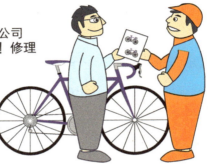

从自己可以负担的预算开始着手

一步步改装升级！
打造出属于自己的爱车！

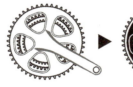 

认识更多朋友，一起享受骑自行车的乐趣！

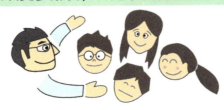

147

公路自行车的选择方法 ~1~

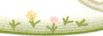

：那么，小瞳，你是如何选择公路自行车的呢？

：因为我只想利用公路自行车减肥，所以请店员帮我选择了最便宜的车款。不过，我现在已经比较习惯骑公路自行车了，所以下次换车的话，我想换一辆材质和零件都讲究一点的公路自行车。但是，我想问一下，材质不一样的自行车又有什么差异呢？

：由于自行车材质的种类五花八门，如果不知道各种材质之间有何差异的话，就无法选择了。在进入这个话题之前，我想问一下，你知道公路自行车是由自己选择车架等零件，然后再一步步组装而成的吗？

：什么？！公路自行车不是直接在店里买现成的吗？

：展示在店里出售的成品是由店员自行组装各式零件而成的自行车，从各个厂商进货时，公路自行车并不是像汽车那样，将已经组装好的成品送进店里的。

：原来是这样啊！那就是说，如果不进一步了解材质和零件的话，就不能买到好的自行车了。

：没错。组装各种材质的车架、变速器与车轮等零件，完成自己独创的车款，也是公路自行车的乐趣之一哦！

第 6 章 公路自行车的选择方法与组装方法

组装各个零部件，得到属于自己的自行车

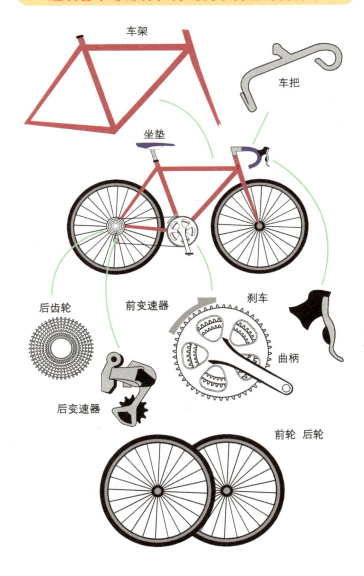

公路自行车的选择方法 ~2~

:我先从车架材质的特点开始讲吧!最近,最受欢迎的款式是使用碳纤维的车架,碳纤维的车架又分为一体式碳纤维车架(carbon monocoque)以及用管套连接碳管而成的车架两种。

一体式碳纤维车架会根据厂商的考虑而有所不同,因此不能一概而论,不过大部分顶级自行车都使用这种车架。据说这种车架可以减少空气阻力,也比较容易组装出轻盈且强度高的车款。

不过,由于一体式碳纤维车架构造上的特点,很难掌握细微的尺寸结构,因此很难组装出适合骑乘者的自行车。其另一个缺点就是会因为撞击变形而导致车架的刚性降低。

另一种是用管套连接碳管而成的车架,许多厂商都推出了相关产品。

:店面橱窗里所展示的高级车款,都是由这两种车架组装而成的自行车喽!

:是的。考虑到空气阻力和刚性等条件,应该选择一体式车架,而用碳管组成的款式,则能对应细微的尺寸结构,也能根据具体情况改变碳管的强度和外形,因此可以组装出硬度感和设计感都富有变化的款式。如果想要骑更炫的自行车,并且预算够的话,不论是街头款式或是长距离款式,都可以感受到碳纤维材质的轻盈感和刚性感,因此我强烈推荐碳纤维车架。

碳纤维车架根据做法大致可分为两种！

一体式车架

车架为一体的款式，虽说强度较高，但不能调整细部尺寸。

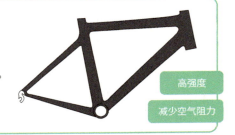

高强度

减少空气阻力

碳管式车架

使用管套连接车架管，可以调整细部尺寸。

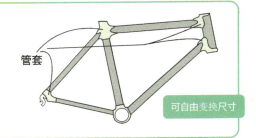

管套

可自由变换尺寸

构成车架的材质有碳纤维、铝合金和铁！

碳纤维车架

轻盈、具有高度吸震性能又不会生锈，缺点是价格高。最近也有采用具有卓越的吸震性能和超高刚性的高模数碳纤维（high modulus carbon）制成的车款。

铝合金车架

轻盈且具有高刚性。吸震力较低，较容易因为时间而劣化。与碳纤维车架相比，价格较低。

钢管车架

兼具高刚性和韧度，缺点是重量较大。

公路自行车的选择方法 ~3~

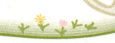

👨：接下来，要介绍的是铝合金车架。如果只追求轻盈感的话，铝合金材质可以说是相当好的选择。铝合金可以做出刚性较高的车架，大多数车架的价格也较便宜，因此对于今后想认真开始骑车的人来说，我强烈推荐铝合金材质。不过，铝合金毕竟是金属，骑的时间长了，刚性就会降低，这也勉强算是其缺点。但是如果从性价比来看的话，铝合金确实是最棒的选择。

目前，市面上最多的车款是结合铝管和碳管的款式，巧妙融合碳纤维和铝合金各自的特色，可提升撞击的缓冲力和刚性感。

其他像曲柄和变速器等零件，不仅是提升自行车性能，也可以说是提升自行车等级的一大重点。

另外，我个人认为车轮（轮胎）会直接影响自行车的行驶性能，因此要选择好一点的产品。

上述车款全都各有特色，可根据预算和个人喜好来做选择。调查各种车架和零件的特色，思考如何组装出自己喜爱的车款，也可以说是自行车的一种妙趣。

👩：下次买新车时，我一定要好好地请教店员，组装出一辆专属于自己的自行车。

第6章 公路自行车的选择方法与组装方法

零件材质和特点

碳纤维零件好酷!

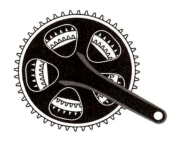

碳纤维零件的优点除了高刚性和轻量化之外,最重要的就是酷!这也是大家选择碳纤维制品最大的动机!

车轮也有许多种类型!

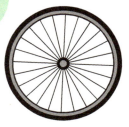
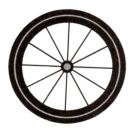

车轮会因为轮圈材质、轮辐材质和形状等条件而大大影响自行车的特点。我强烈推荐的还是兼具强度和轻盈感的碳纤维轮圈,不过如果每天都要骑自行车的话,就一定要选择铝合金材质。如果骑乘者很有力气的话,则建议使用较硬的车轮!

公路自行车的组装方法（鞋子篇）~1~

👨 : 你对自行车已经越来越了解了。刚才你说，骑车时觉得有些怪怪的，觉得哪里怪呢？

👧 : 我觉得坐垫的位置总是弄不好，到底应该如何调整比较好呢？

👨 : 那么，我们就先来调整坐垫的位置吧！不过在决定坐垫的位置之前，一定要先决定鞋子的鞋底板位置才行。你找出正确位置了吗？

👧 : 我的鞋子还是保持刚购买时的状态，使用时完全没有加任何道具。

👨 : 鞋子是将自己的力量传达到踏板的重要部分。也就是说，要将自己的力量传达到自行车并转化为推进力时，鞋子是最后的通过点，因此非常关键。而且，公路自行车是以长时间骑乘为前提，所以最重要的就是一定要选择适合自己穿的鞋款。鞋子的尺寸太小的话脚会痛；鞋子的尺寸太大的话，脚又会在鞋里滑来滑去，不仅浪费力气，也容易起水泡或磨脚。因此，首先就是要选择较薄的袜子，并选一双大小适中的鞋子。

另外，鞋底板的位置也是很重要的。鞋底板的角度如果不合适，就无法巧妙地转动曲柄。也就是说，鞋底板的位置可以改变力的转换效率。

第 6 章 公路自行车的选择方法与组装方法

什么是鞋底板？

这是固定鞋子与踏板的零件，固定的螺丝孔为长孔，以便移动位置。

公路自行车用的鞋子与普通鞋子不同，最关键的是要完全合脚。

尺寸刚刚好！

脚的力量能完全地传达到踏板上！

宽松过大的鞋！ 太小过紧的鞋！

脚在鞋里滑来滑去，会导致力量的损失。

导致起水泡或磨脚的原因

会引起脚部疼痛！

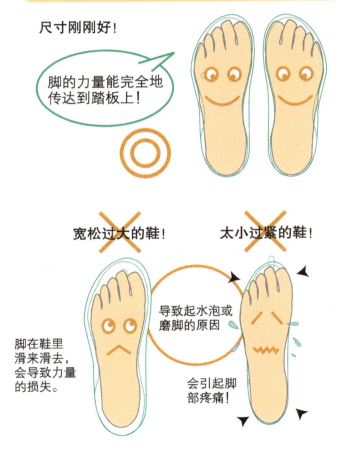

155

公路自行车的组装方法（鞋子篇）~2~

：鞋底板的位置会根据骑乘者踩踏板的特性而略有不同，不过，在此我先介绍基本的组装方法。

基本上，鱼际中心要位于踏板轴中心，组装时也要以此为准。而鞋子的中心线也要与踏板轴成直角，这一点相当重要。

组装时，如果把脚尖部位往外开一点，虽然较容易踩踏，但不太容易往上回转。如果脚尖部位往内的话，则会限制住膝盖和股关节的动作。

一开始的基本组装位置为：鞋子的中心线要与下管平行，也就是鞋头要朝向前方，之后再依照自己的需求做细微的调整。

：没想到鞋子的组装位置也有这么多样，我从来没注意过这种小地方，真是让我大开眼界。

：为了让自行车动起来，一定得让自己的力量顺利传达至踏板，并让曲柄转动。关于踩踏板的技术，稍后我会再做说明，但鞋子的形状会让踩踏的感觉截然不同，鞋底板的位置也会影响踩踏感。比如专业自行车选手就很注重鞋子的组装位置。

第6章 公路自行车的选择方法与组装方法

鞋底板的组装位置

不会造成力量损失的组装法

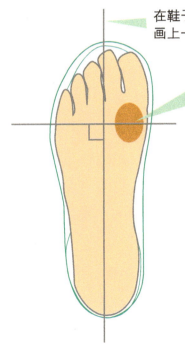

在鞋子中心画上一条线

将踏板轴对准通过鱼际中心的线,将鞋底板装在这个位置。

公路自行车的组装方法（鞋子篇）~3~

😊：虽然鞋子的组装相当重要，但每个人喜欢的穿着感和鞋底硬度都不一样，在店里光靠看，并不容易选出一双合适的鞋子。

😊：鞋底有用碳纤维等材质制成的硬底款式，也有用塑胶等材质制成的软底款式，选择哪一种会比较合适呢？

😊：由于每个人喜欢的款式不同，所以很难一概而论。如果从传递力的观点来看，硬鞋底比较不容易损失力，因此强烈推荐，但也因此而直接造成身体的负担，所以最好能多尝试，这样才能选出最符合自己身体反应的鞋款。

无论是公路赛选手或是自行车选手都会经常换鞋，尝试许多款式。虽然只是一双鞋而已，但要找到适合自己的鞋，还真是不容易呢！

😊：市面上有许多鞋子、踏板和鞋底板的制造商。每一项用具的制造商都不一样也没关系吗？

😊：鞋底的弯度如果与鞋底板不合的话就会产生间隙，可能会造成松脱，因此最好和店员确认一下。一般而言，Shimano（日本岛野）制品比较适合平底鞋，而LOOK 制品则比较适合鞋底弯度大的款式。基本上，鞋底板与踏板要选择同一个制造商的产品。

第 6 章 公路自行车的选择方法与组装方法

鞋底的选择重点！

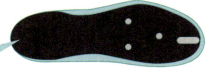

碳纤维鞋底适合自行车高手！

碳纤维鞋底较轻盈也较硬，适合力道较大的人！

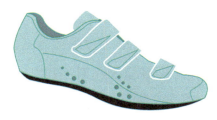

塑胶鞋底适合自行车初学者！

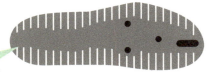

塑胶鞋底穿起来较柔软！

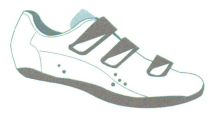

159

公路自行车的组装方法（坐垫篇） ~1~

：接下来，就来解说坐垫的组装方法吧！首先，将自行车靠在墙上，或是放在固定器或砖块上，在骑乘的状态下使自行车与地面保持垂直。

准备好之后，将踏板移至最下方（下死点），注意臀部不要往左右偏移，跨坐在坐垫上，将腿部往下伸直，在这样的状态下让脚跟轻触踏板的中心轴，这就是一般的高度。决定好坐垫的高度之后，接着就要决定坐垫的前后位置。

决定坐垫的前后位置时，连接踏板的曲柄要处于与地面平行的状态，然后再穿上鞋子并试着将鞋子固定于踏板上，让膝关节的中心位于踏板轴正上方，这就是最佳的臀部位置。在决定臀部位置时，也要视臀部位于坐垫的哪个位置来决定。如果习惯坐在坐垫前方，就将坐垫往前移一点，相反地，如果习惯坐在后方，就将坐垫往后移一些，总之，将坐垫设定在平时臀部习惯坐的位置上。

然后再将踏板移至下死点，再次调整位置的高度。根据上述方法所确定的位置就是组装坐垫时的基本位置。

第6章 公路自行车的选择方法与组装方法

坐垫的设定

首先要将自行车靠在墙上，或是放在固定器或砖块上，在骑乘的状态下使自行车与地面保持垂直，否则会无法好好组装哦！

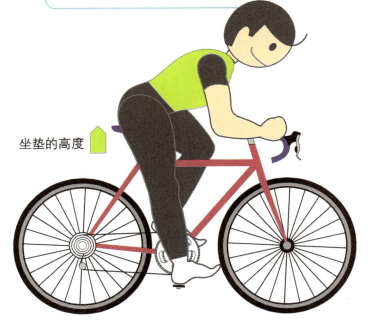

坐垫的高度

将踏板移至最下方（下死点），并将坐垫调高至伸直膝盖时，脚跟可以轻触踏板轴的位置！

161

公路自行车的组装方法（坐垫篇） ~2~

👧：现在的坐垫位置比之前高好多哦！坐上去的感觉完全不一样，让我吓了一大跳。原来，过去我都是以骑女士自行车的方式来骑的啊！

👨：嗯！一开始多少都会感觉怪怪的，等到熟悉之后，就会像以前骑女士自行车把坐垫拉高了一样，可以体验到完全不同的轻快感。

现在设定好的位置就是用股关节踩踏板时的基本位置。这个位置可以进行快速的回转运动，也比较容易将较大的力传递到踏板上。接下来就要配合每个人的体力和踩踏板时的特性，将坐垫往前或往后微调即可。

👧：真的！我稍微骑了一会儿，感觉完全不一样了，现在骑起来顺畅多了！

👨：自行车与其他需要使用道具的运动比起来，组装时的调整重点相当多，而且还要从许多角度配合身体来做调整，因此，大多数人认为自行车的调整重点过多，反而显得困难。

问题一出现就会没完没了，不过只要从理论根据了解正确的位置，就能减少确定位置时的困扰了。

第 6 章　公路自行车的选择方法与组装方法

设定坐垫的前后位置

曲柄要位于与地面平行的位置，膝关节中心要在踏板轴上方，以确定臀部的位置。确定臀部的位置之后，就要确定臀部坐在坐垫的哪个位置，并配合臀部前后移动坐垫，调整出最终的位置。

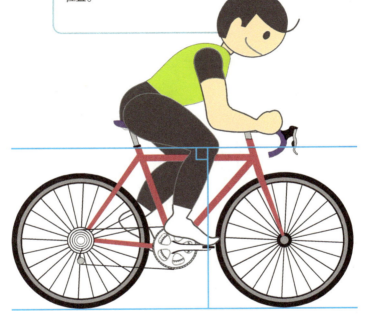

放松地坐在坐垫上，将曲柄放平，踏板中心位于膝关节中心正下方，将坐垫组装在这个位置。这就是能有效传递力量的最佳位置。

公路自行车的组装方法（车把篇）~1~

：现在坐垫的位置已经大致确定好了，接着就来调整车把周边吧！

：车把周边也可以调整吗？

：关于这一点，实际上在购买自行车时，车把管的长度和车把宽度都已经固定了，如果要大幅改变的话，就只能更换零件重新组装。不过即使不更换零件，还是可以在可调整移动的范围内配合身体做一些修正。

要达到这一点，就必须先了解车把的握把位置和方式。自行车车把有三个握把位置。

：有三个，是吗？

：第一个是托架，骑在平坦道路上时大致都握在这个位置。这个位置可以刹车也能变速，是最常使用到的握把位置。将虎口靠在刹车把上，以这个姿势握住刹车把。

第二个是直立姿势，握把位置为车把管的两侧。由于握把位置最接近身体，因此也是最能将身体挺起来的位置。想要放松地骑车或者行进于缓爬坡时，都可采用这个位置。

：只要稍微转换一下握把位置，姿势就有这么大的不同啊！

：配合骑车地点和行走速度变换握把位置，可以骑得更加轻松愉快哦！

第 6 章　公路自行车的选择方法与组装方法

握把的位置

托架

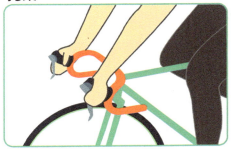

平时最常握的位置，也是可以刹车和变速的位置。

直立姿势

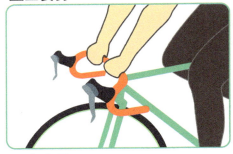

想要轻松骑车时的握把位置，能将上半身挺至最高。

下弯姿势

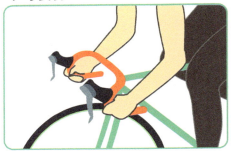

想要加速时就要握住这里，用于加速时。

公路自行车的组装方法（车把篇）~2~

😊：最后一个就是下弯姿势，想要全力冲刺、下坡或是加速时就要运用这个握把位置。采取下弯姿势时，上半身往前倾至最低的姿势，也是骑行时空气阻力最小的位置。在自行车行进的过程中，最大的阻力就是空气阻力。

😊：我很少用到这个位置呢！

😊：接着就是车把的高度。还不熟悉公路自行车的人，最好将车把设定得高一点，等到习惯之后，就算将车把下降一些也能轻松骑乘。但如果一开始车把的位置就很低的话，骑车时就会觉得非常吃力。

接着要调整的就是身体与车把之间的距离，我想初学者一定会觉得近一点的位置比较轻松。大致上是从骨盆最突出的部位至肩膀中心假想出一条线，上手臂要与这条线成直角并握紧托架，这个位置最适合初学者。

如果车把无法调高或是位置太远时，可将车把下方的尾部位置往前推一点，这样就能让托架的握把位置稍微往前提一点，也能更靠近身体一点、更高一点。

在习惯骑公路自行车之前，不妨配合身体的位置来进行这类微调。

😊：我觉得自行车与身体变得更契合了，只是稍微移动一下车把和坐垫，就能在不更换零件的状况下使自行车与身体更好地契合！

将车把尾部往前推，就能让托架离身体更近些

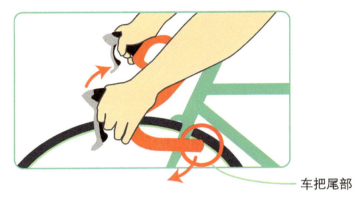

车把尾部

想将把手调得更高时

将立管反过来装就能提高车把的位置

经常使用　　　　　　反过来使用

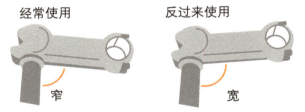

窄　　　　　　　　　宽

确认各部位的调整状况

👦：调整好各部位之后,一定要再度确认螺丝是否松脱以及有没有锁紧哦!

将坐垫往上提之后,不仅要确认坐垫柱是否锁紧,而且坐垫是否面对正前方也是很重要的确认重点。万一座位稍有移位,骑乘时身体就会歪斜,或是一直用到某一边的肌肉,因此请务必从正上方检查,看看坐垫的中心线是否与自行车上管在同一条线上。

车把周边也很重要,这里如果松脱的话,会有跌倒的危险,建议最好每次都要检查。车把如果歪斜的话,会非常难骑,所以一定要确认车把中心是否与立管中心对齐。

接着还要确认踏板是否锁紧。踏板如果松脱也会跌倒,因此一定要确认。

组装车轮(轮胎与轮圈)并锁紧快拆装置时,一定要确认位置是否端正。要确认后轮装得是否端正,可以从正后边将自行车垂直立起,看看立起车架时后轮与车管是否位于同一条线上。

👩：要安全地骑乘自行车,平日的安全检查果然是不可马虎的!

第 6 章　公路自行车的选择方法与组装方法

确认各个部位

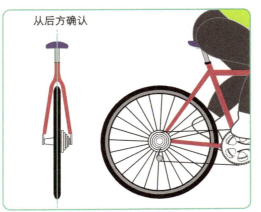

从后方确认

从后方确认车轮（轮胎与轮圈）的中心位置是否与车架的直立管成直线。如果稍有偏差，骑车时力道就会被分散到车轮、轮胎和车架上！

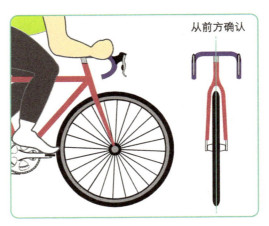

从前方确认

组装前轮时，要注意将车轮装在前叉的中心位置。

准备好专用配备

:你知道骑公路自行车时,还有专用的衣服和配备吗?

:我知道,最近有越来越多骑自行车的人穿着专业赛车服呢!

:专用的赛车服是专业产品,是依照骑自行车时的姿势进行立体剪裁的,因此相当好穿。专用的赛车服后面还是有口袋的设计,可以放一些小东西。不仅如此,赛车裤还有防滑垫设计,让你骑车时更加舒适。最近,甚至还有一些厂商开发出了具有保护肌肉功能的专用赛车服。

安全帽、太阳眼镜与手套也有专为自行车设计的产品,这些都是公路自行车赛车手的必需品。

:接下来,我也要稍微讲究一下我的行头了。

:能够时髦帅气地骑自行车最好了。逐渐习惯之后,最好用手势将你的行进方向告知同行伙伴与旁边车辆。要左转时,就将左手伸直往左边伸出,要右转时,也可以弯曲左手手肘,这也是往右转的意思,减速时将手往下伸出并上下挥动,这样大家就会知道了。

:还有这些方法啊!下次我也要试试看。

第6章 公路自行车的选择方法与组装方法

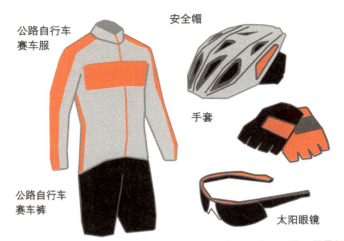

专用的公路自行车赛车服和裤子、安全帽、手套以及太阳眼镜,是最好要有的配备。这些配备不仅看起来帅气,更具有绝佳的性能哦!

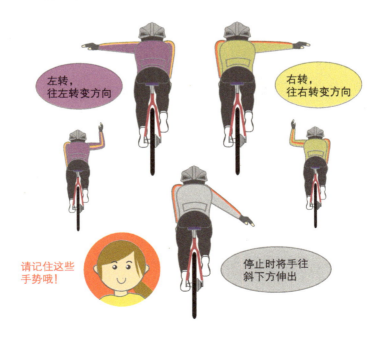

column

踩踏技术

这是发生在发明踏板矫正齿轮（genius feeling）时候的故事。我当时42岁，以现役运动员而言，正是面对最严峻考验的年龄，更别说是要跻身顶尖选手之列了。不过，我当时一心只想着无论如何也要拿下自行车赛的最高峰——G1的冠军头衔。

我当时是在京都训练的，京都孕育出了许多实力很强的年轻选手，要与他们一决胜负，就一定得想办法补强随着年龄增长而出现的体能衰退。身为专业运动员，锻炼了近20年的身体，即使再怎么有计划地做训练，对于提升生理能力来说，成效还是有限的。

我绞尽脑汁后想出来的办法，就是有效率地运用力量。在自行车运动中，如果无法将自己的力量运用在转动曲柄上的话，自行车是无法前进的，但若只是将力量送到踏板上，而不注重施力的时机和方向的话，自行车还是不会前进。这么理所当然的道理，没想到许多运动员却从未注意到。

为了有效率地运用自己所发挥出来的力量，我就在想究竟该在什么时机、往哪个方向施什么样的力量才好；为了达到这一目的，采取什么样的姿势、什么样的关节角度，进行什么样的训练才是最重要的。

踏板矫正齿轮就从这些想法中诞生了。

第7章

享受更快、更远的自行车骑乘乐趣

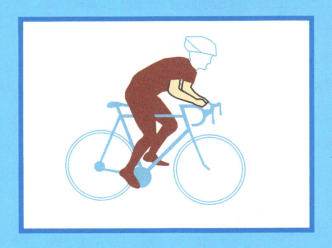

想要享受更快、更远的自行车骑乘乐趣,究竟应该具备哪些条件?本章将借助最先进的踩踏运动研究来解说其理论和实践方法,而且还要介绍顶尖运动员们所使用的力量转换训练。

如何享受更快、更远的自行车骑乘乐趣（理论篇）~1~

👨：自行车组装好了，比赛服也都准备好了，也一直在锻炼身体，那么接下来，我要谈的就是，为了享受更快、更远的自行车骑乘乐趣，一定要具备的条件。

为了能把自行车骑得更快、更远，我们一定要学会轻松的骑车姿势以及将自己的力量完全地转换成推进力的踩踏技术。

骑车姿势在某种程度上会受到组装方法的影响，因此一定要参考第6章的内容，正确地组装自行车。由于自行车的骑乘姿势会根据不同的乘车状态，如抽车（以近似站起来的姿势骑乘自行车，英文为dancing）或是弯腰加速，而有所改变，再加上各种车款与身体的运用方式都有不同，因此我以图示的方式来做说明。

为了享受更快、更远的骑乘乐趣，最重要的就是要完全且有效率地将自己的力量运用在踏板动作上。

👩：踩踏板需要特别的技术吗？

👨：运动是体力与技术互相结合的结果，不管是哪一种运动，技术都极为重要。

至于踩踏板的技术，目前全世界都还有许多迷信的说法，但借助最新的测量仪器所得到的实验数据，让我们掌握了更多事实。

了解这些自行车运动的基础知识，不仅能让骑乘者更加享受骑自行车的乐趣，也能帮助提升今后的运动等级。

第 7 章 享受更快、更远的自行车骑乘乐趣

抽车与坐姿的注意要点！

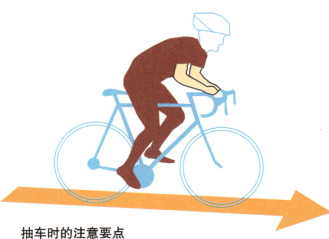

抽车时的注意要点
即使上半身稍微摇晃，
也要注意将车轮保持在一条直线上。

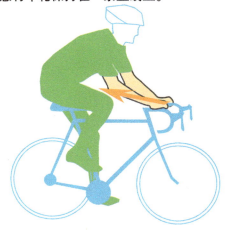

坐着加速时的注意要点
不要往下拉车把，而是通过将车把拉近腰部
的感觉来控制。注意踏板不要用力踩到下死点附近。

如何享受更快、更远的自行车骑乘乐趣
（理论篇）~2~

😀：接着我就来说明踩踏板的动作吧！你听过任何关于踩踏技术的说法吗？

😊：我听朋友说要以画圆的方式踩踏板，但是实际骑车时却很难做到。

😀：因为曲柄进行的是圆周运动，所以大家才会认为必须以画圆的方式踩踏板才对。不过事实上，即使画圆般地踩踏板，力还是会消散。请看一下右页上方的图示，这是表示以时速46km的固定速度骑车时，力量传达至踏板上的方向与大小。

😊：咦？是这样施力吗？

😀：这是从日本自行车竞赛学校的学生身上所获得的数据，另外，我也调查了许多其他的踩踏板数据，但没有一个人是以画圆方式来转动踩踏板的。也就是说，要让踏板转动，在现实中是很难的课题。此外，要了解踩踏板技术还有一个重点，那就是传达至踏板上的力量并不等于转动曲柄的力量，也就是推进力。

😊：这是怎么一回事儿呢？

😀：参照右页图 就很容易理解了。从图中可以清楚地知道力量会往正下方发挥，但是当曲柄在45°时，传达至踏板上的力量（→）会被分解，大约有30%的力量（→）没有被运用在转动曲柄上。

第7章 享受更快、更远的自行车骑乘乐趣

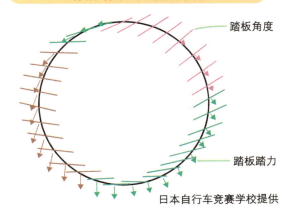

46km(110r/min)稳定回转下的
踏板踏力与踏板角度

踏板角度

踏板踏力

日本自行车竞赛学校提供

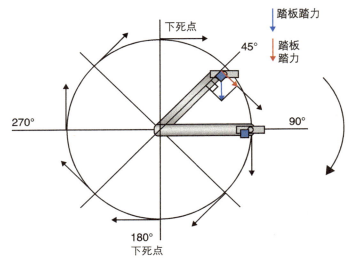

踏板踏力与曲柄踏力

引自：2007日本体育学会发表数据（松本整、白石田畑等）

如何享受更快、更远的自行车骑乘乐趣（理论篇）~3~

👨：只要曲柄处于90°的位置，传送至踏板的力量就能100%地变成转动曲柄的力量，也就是说，所有力量都没被浪费，能够完全转变成推进力。此外，传递至踏板的力即使大小相同，也会因为施力时的踏板位置和力的方向，而影响转动曲柄（变成推进力）的比例。

👩：这个图示真是浅显易懂啊！原来，在骑自行车时，力是这样施加于踏板和曲柄上的啊！

👨：其实，不管是在什么样的速度下，只有日本自行车竞赛学校才有这样的测试装置。因此，在踩踏研究的领域，日本可说是全世界最先进的国家。

接下来，我将利用右页的**图表**，来介绍在曲柄回转一次的过程中，传递至踏板上的力（**踏板踏力**）与转动曲柄的力（**曲柄踏力**=成为推进力的力）是如何变化的。

在这张图表中，淡蓝色的部分就是施加于踏板上，但却无法转换成推进力而被浪费掉的力。在一次的回转中，竟然有这么多的力被浪费掉，只要与力浪费较少的人（虚线）比较，就可以知道哪一种人在运动时比较轻松。

👩：原来有这么多力被浪费掉啊！

👨：灰色部分的负踏力（减速力）的负值越大，对于推进力的不良影响就会越大。这个减速力就是让曲轴往相反方向回转的力。

:什么！那不就比刹车还要糟糕吗？

:没错，因为一直到减速为止，骑乘者都是一直消耗能量踩踏板的。

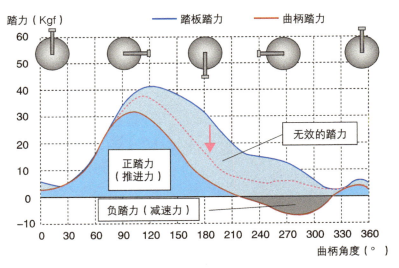

引自：2007日本体育学会发表数据（松本整、白石田畑等）

如何享受更快、更远的自行车骑乘乐趣（理论篇）~4~

：现在你知道踩踏技术有多重要了吧？

：是的，但应该修正哪个部分才能提升踩踏技术呢？

：你提到重点了，光知道这些是没有用的。请看一下右页图示，红色四角形的部分代表施加于踏板上的力（踏板踏力），可以看到左边的力是右边的2.5倍。

：是的，不过另一个红色箭头（曲柄踏力）的部分好像没什么差异！

：没错，另一个力称为曲柄踏力，属于推进力。如图所示的结果，当踏板来到最下方（下死点）附近时，就算施再大的力，也无法成为自行车的推进力。

：也就是说，当踏板与地面平行时，所发挥出的力不太容易被浪费掉，是吗？

：没错，不过人们平时都是双脚踏地的，因此会有做动作时在地面施力的习惯。几乎所有的运动都是双脚踩地的，跑步时也是如此，所以就如图所示，骑自行车时人们也很容易在踏板位于最下方（下死点）时施力。

这就是必须要修正的部分，不要在踏板位于下死点附近时施力，而在踏板回到与地面平行的位置附近时才用力，这样一来就能提升踩踏板的技巧。

:可是像转动曲柄这类快速的动作,只要自己小心就能修正吗?

:到目前为止的实验结果显示,光靠意识控制是无法修正的。所以,接下来我要介绍修正踩踏板动作的方法以及踩踏板时会使用到的肌肉锻炼方法。

:那请务必教我哦!

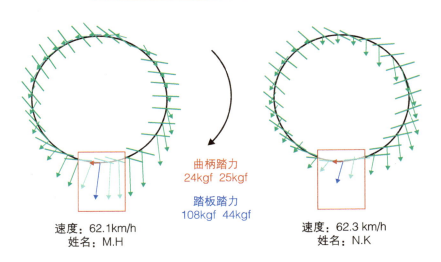

踩踏板技巧的差异

曲柄踏力
24kgf 25kgf

踏板踏力
108kgf 44kgf

速度:62.1km/h
姓名:M.H

速度:62.3 km/h
姓名:N.K

引自:2007日本体育学会发表数据(松本整、白石田畑等)

如何享受更快、更远的自行车骑乘乐趣
（实践篇）~1~

:为修正踩踏动作，可以利用踏板矫正车轮（genius feeling）。用它来进行指定训练的话，就能在踩踏板时提高约15%（$P>0.001$）的施力效率。也就是说，它能让踩踏板的动作变得更舒畅（右页图示）。

不过，为了学会使用这种齿轮技术，一定要搭配相关的训练课程才行。这个课程是以科学的方式设定。要学会正确技术的运动强度，并不是只装上踏板矫正齿轮（genius feeling）就可以。

:所谓的科学方式，就是它的理由与方法都是有根据的喽！

:没错，另外一点是，在使用这个矫正齿轮所获得的训练效果中，有个特别需要强调的数据，那就是可以大幅减少之前提到的减速力以及其减少的理由。

理由就是对曲柄有效施力的方向有了很大的转变。如右页图表所示，施加于踏板上的力对曲柄的角度从蓝色变成红色，有了90°的大变化。这就是一开始曾说过的、很难达成的回转踏板，而通过矫正齿轮的训练，就可以让我们接近这个目标。

借助矫正齿轮可以学会施力的时机，也能修正施力的方向。

第7章 享受更快、更远的自行车骑乘乐趣

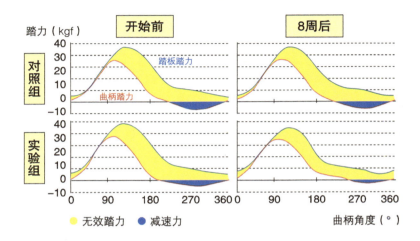

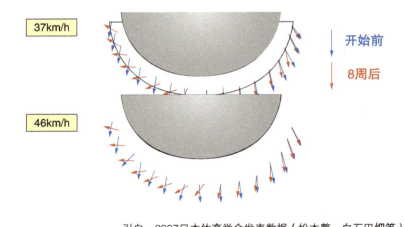

引自：2007日本体育学会发表数据（松本整、白石田畑等）

如何享受更快、更远的自行车骑乘乐趣
（实践篇）~2~

：你现在知道踩踏技巧的重要性了吧？

：这是我平时接触不到的最新研究，真的很有趣哦！

：刚才说的技术部分，是从生物力学的观点来做分析并讲解动作的，但接下来要从生理学的观点来设计提升持久力时所需要的训练课程。

首先，要确定持续运动多久才算是必须具备的持久力，然后才能确定训练方式，以及需要的是长距离骑车几百公里的持久力还是快速骑乘几公里的持久力。根据目的的不同，训练的强度与方法也会有所不同。

这一次是以快速地长距离骑乘自行车为目标，因此需要快速骑几百公里的能力。在这类运动中所测定的LT值（lactate threshold，乳酸阈值），是以检测乳酸的方式来显示乳酸超出安静值后增加的含量，也是运动选手在训练中常用的数值。出现这个LT值时的行走速度与快速骑乘长距离的能力具有相当密切的关系。

不过，一般人很少有机会可以测量乳酸值，因此只要以从最大摄氧量中推算出的心率作为运动强度的指标即可。

：这一点之前在讲解目标心率时教过。

：没错。一般成年人的平均LT值大约为50%Vo^2max（最大摄氧量），测量在50%Vo^2max心率下骑自行车的速度，并在此速度下持续

进行骑车的训练,对于要长距离快速骑自行车来说相当有效。

偶尔做一下这样的测量,了解行走速度的变化,就能够一边享受骑车的乐趣,一边发现自己的进步。

此外,保持50%Vo^2max,不论是在减肥或维持健康上都相当有帮助哦!

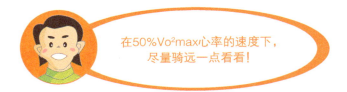

在50%Vo^2max心率的速度下,尽量骑远一点看看!

比较出现乳酸阈值(LT)时的行走速度与马拉松竞赛时的奔跑速度

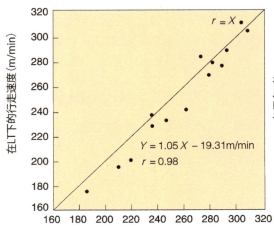

在LT下的行走速度与马拉松竞赛时的奔跑速度几乎相同。

引自:Davis(1985)

如何享受更快、更远的自行车骑乘乐趣
（实践篇） ~3~

👨：如何提升持久力的训练还有很多，其中最有名的是间歇训练法，你听说过吗？

👧：我听说过这个名字。

👨：这是在高强度运动中掺杂短暂休息（间歇）的训练法。而休息时间较长，等到恢复体力后再重复进行高强度运动的训练则称为重复训练法，以提升速度与力量为目的，它们是两种截然不同的训练方法。虽然在运动中都有休息（间歇），但要休息多久，要让体力恢复到什么程度，这些会视强化目的而有所改变。

间歇训练法是根据高强度运动的运动时间来决定休息时间的。在一般课程中，如果是短时间做激烈运动的话，运动与休息的比例是1∶3，如果是强度较低、时间较长的运动的话，运动与休息的比例则是1∶1。

间歇训练法会根据运动强度、运动时间、重复次数等决定强化目的，可以同时强化有氧、无氧双方的能量供给能力。

👧：我只是听听就觉得腿酸了……

间歇训练法的要素与主要能量供应过程

主要能量供应过程	疾驶期徒步距离(m)	重复次数	休息比例(将疾驶期当成1)
ATP-CPr系	50 100	50 25	1∶3
ATP-CPr系 与乳酸系	200 400	16~ 8~	1∶3 1∶2
乳酸系与氧化系	600 800	5~ 4~	1∶2
氧化系	1000 1500	3~ 3~	1∶1 1∶0.5

注：ATP-CPr系=三磷腺苷-肌酸系(非乳酸性)

引自：Viru(1995)

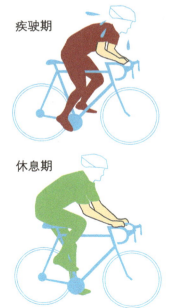

疾驶期

休息期

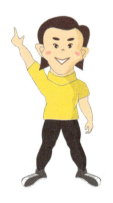

改变疾驶期与休息期的比例，所强化的能量供应过程便会不同。

如何享受更快、更远的自行车骑乘乐趣（实践篇）~4~

：坚持进行提升持久力的训练，就能逐渐增加最大摄氧量等生理学指标的数值。据说，这类生理学指标与实际的竞赛成绩也有相当大的关系。

另外，也有研究显示，这类训练可帮助一般成人（非运动员）增加将近40%的最大摄氧量。不过，如果是长距离项目的顶尖运动选手，由于日常的训练量、强度、频率等都已经相当高，因此就算再加上计划性的训练也无法提升效果。而这也显示出，要提升生理学上的机能，会受到遗传因素等的限制。

：这就是所谓的才能吧，我就是没有才能！

：不管是田径的马拉松选手还是自行车公路赛选手，其表示运动机能的生理学指标绝对是非常优秀的。不过，顶尖选手并不一定就是运动选手中生理学指标最高的人。各项运动除了有其竞赛时特有的技术之外，技术等级的高低也会大大地影响竞赛结果，这是不争的事实。

只要将这类技术加以分析，就可以了解影响身体动作的肌肉协调运动有多么重要了。接着我要介绍的是，在自行车运动中举足轻重的肌肉运用法以及相关训练法。

生理学指标（体力指标）整体版！

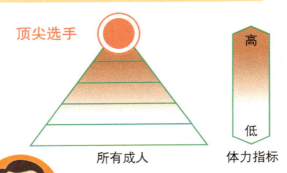

顶尖选手

所有成人

高 低

体力指标

顶尖选手在所有族群中是体力指标最高的族群，不过竞技力不是光靠体力决胜负的！

决定竞技力的要因如下！

1：释放能量
有氧、无氧的能量供应力

2：神经肌肉协调性
肌肉施力、技巧

3：心理要因
积极性、判断力

加油！

即使已经没有体力与年龄的优势，只要积极改善动作效率并提升竞赛技术，还是有进步空间的！

利用肌肉的协调运动改变力量 ~1~

:其实不只是骑自行车，各项运动都一定要将力施于某处才行，例如跑步时施力于地面并利用其反作用为前进，骑自行车时就是施力于踏板并往前行进，棒球就是施力于球棒和球。

施力是由肌肉带动骨骼并进行运动的结果，此时，除了要往必要的方向施力之外，是否能在最佳时机运动关节与骨骼，也会影响可发挥出来的力量。

右页上方的图表是日本自行车竞赛学校成绩特别优秀的学生们在踩踏板时的肌电图（130r/min），下方图表则是成绩也在前几名但却没有创造特殊记录的学生的肌电图。

此图表由上而下是根据外侧广肌、股二头肌、腓肠肌的顺序排列下来的。从上方图表中可以看出，负责伸直膝盖的外侧广肌与股关节是同时伸展的，也就是说，在脚踏这个动作中使用到的肌肉是同时收缩的，但在下方图表中，这些肌肉则没有同一时间做出收缩的动作，你看得出来它们之间的差异吗？

这些肌肉都是脚部往下，也就是踏脚时使用到的肌肉，如果能在力量运用率最好的位置，也就是曲柄与地面平行的位置上同时收缩这些肌肉的话，就能在这一瞬间发挥出最大的力量。

举一个简单的例子，假设外侧广肌与股二头肌都发挥出50分的力道，如果能在曲柄与地面平行的位置往相同的方向发力的话，就能传达出100分的力量。但如果没有做好,就只能传达出50分的力量。

如果反过来想,也就是,只要施一半的力,就能达到相同的目的。也就是说外侧广肌25+股二头肌25=50。

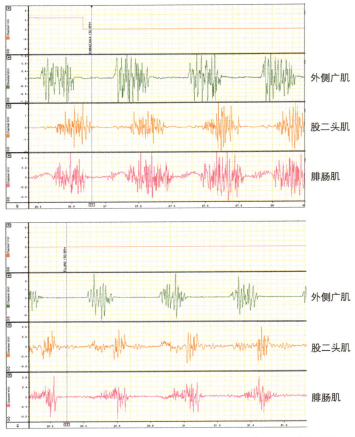

引自:顺天堂大学与日本竞轮学校共同编著的研究(松本整、白石田畑)资料。

利用肌肉的协调运动改变力量 ~2~

:即使是拥有相同肌力的人,只要巧妙运用一些肌肉与关节,往相同的方向施力,其传达出的力量可能会比力量分散发挥时要高出好几倍。

虽然没有顶尖运动选手会分散地进行肌肉运动,但在顶尖运动选手之间的对决中,一点点时机的差异却会让结果大不相同,这也是不争的事实。所以最近人们开发出了一种针对促进肌肉协调运动、力道发挥的时机、力道发挥的方向、力量的物理特点与关节角度五大重点进行调节的全新训练法,即力量转换训练(power change training)。

力量转换训练要使用独特的器械来进行,不过在这里,我介绍一个不需要器械也能巧妙协调肌肉的简单训练法。

首先,要让身体理解接下来必须运动哪个部位的肌肉,例如骑自行车时想要急剧加速的话,就要同时运动到大腿后肌群、臀肌与背肌才行。因此,就要进行以右页图所示的姿势(大腿后肌群桥式)为主的训练方式,等到可以像这样刻意地运动肌肉之后,接着再融入抬腿靠壁的动作。为了在最佳时机运用大腿后肌群、臀肌和背肌,抬腿靠壁是很重要的运动。

大腿后肌群桥式

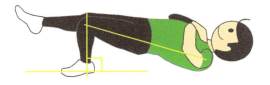

挺胸抬腿,从上半身到膝盖保持直线,当做轴心的那只脚要与地面垂直。保持这个姿势6~15秒。

抬腿靠壁

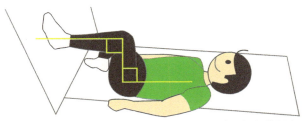

仰躺在墙壁前,抬起单脚靠在墙上,股关节与膝关节要保持直角。

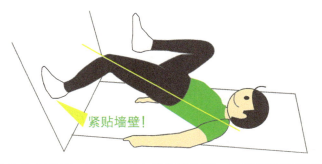

接着抬起臀部,使膝盖到上半身呈直线。这时要注意脚跟不要离开墙壁,重复这个动作6~15次。

利用肌肉的协调运动改变力量 ~3~

👨：进行这样的运动之后，再骑自行车冲刺一下，就应该能学会协调并使用位于身体后侧、平常不大会用到但却可以发挥出强大力量的肌肉了。

在实际进行力量转换训练时，一定要针对施力的时机，也就是最能发挥力量的点（以自行车来说，就是正下方）与施力时的关节角度等各个重点来调整训练动作。不过，光靠我之前说明的训练方式，无法提升肌力的协调等级。

只要巧妙地掌握运动秘诀，就能像之前介绍的肌电图一样，即使使用与过去相同的肌力，也能发挥出极大的力量，反过来说，就是只要使用些许的力量，就能达到相同的目的。

人类的生理机能会因为天生的遗传因素而大受影响，虽然年龄也会不可避免地限制我们进步的空间，但在运动技术方面并不会受到年龄的影响，这是无关年龄，随时可以改变的部分。

当然，我们也必须努力提升生理极限，同时加强体力与技术这两个不同的要素，这样就能获得突飞猛进的进步。

👩：我也要抱着希望尝试各种方式努力减肥并继续骑自行车。因为我希望不论到了多少岁都能保持健康，并且还能积极地尝试各种新鲜事物！

第 7 章 享受更快、更远的自行车骑乘乐趣

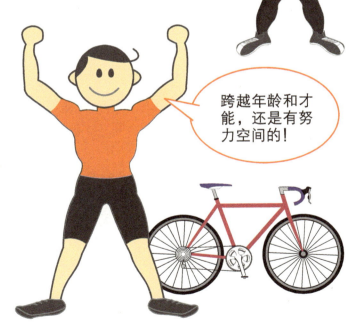

参考文献

『スポーツ生理学』	青木純一郎 / 佐藤祐 / 村岡巧編著 (市村出版、2001 年)
『最新運動生理学 -身体パフォーマンスの科学的基礎-』	宮村実晴編 真興交易医書出版部、1996 年)
『ボブ・アンダーソンのストレッチング』	ボブ・アンダーソン著 堀居昭訳 (ブックハウス・エイチディ、1981 年)
『運動生理学 20 講』	勝田茂編著 朝倉書店、1993 年)
『腰痛-最新のエビデンスに基づく 予防とリハビリテーション-』	Stuart McGill 著 吉澤英造 / 大谷清 / 才藤栄一訳 (ナップ、2005 年)
『バイオメカニクス -身体運動の科学的基礎-』	金子公宥 / 福永哲夫 著 (杏林書院、2004 年)
『ストレングス&コンディショニングⅠ [理論編]』	NSCA ジャパン編著 (大修館書店、2003 年)
『身体組成研究の基礎と応用』	アレックス・F・ロッシュ / スティーブン・B・ハイムズフィールド / ティモシイ・G・ローマン 編著 小宮秀一 監訳 (大修館書店、2001 年)

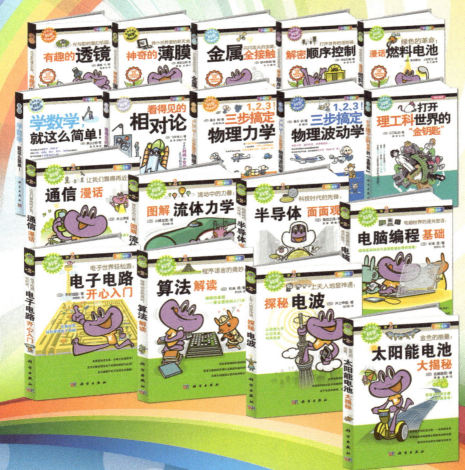